U0214567

3D儿童特效穴位图册

（白金珍藏版）

3D ERTONG TEXIAO XUEWEI TUCE

林 芳 张淑巧 余骏腾 编著

海峡出版发行集团 | 福建科学技术出版社

图书在版编目（CIP）数据

3D儿童特效穴位图册：白金珍藏版 / 林芳，张淑巧，余骏腾编著. —福州：福建科学技术出版社，2018.4
ISBN 978-7-5335-5569-6

Ⅰ.①3… Ⅱ.①林… ②张… ③余… Ⅲ.①小儿疾病－穴位按压疗法－图集 Ⅳ.①R244.15-64

中国版本图书馆CIP数据核字（2018）第038986号

书　　名　3D儿童特效穴位图册（白金珍藏版）
编　　著　林　芳　张淑巧　余骏腾
出版发行　海峡出版发行集团
　　　　　福建科学技术出版社
社　　址　福州市东水路76号（邮编350001）
网　　址　www.fjstp.com
经　　销　福建新华发行（集团）有限责任公司
印　　刷　中华商务联合印刷（广东）有限公司
开　　本　889毫米×1194毫米　1/16
印　　张　4
图　　文　64码
版　　次　2018年4月第1版
印　　次　2018年4月第1次印刷
书　　号　ISBN 978-7-5335-5569-6
定　　价　42.00元

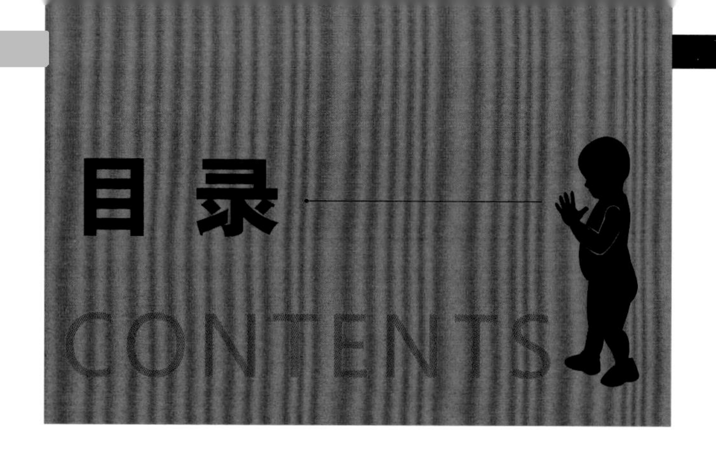

第一章 儿童十四经络穴位图解 4

- 手太阴肺经

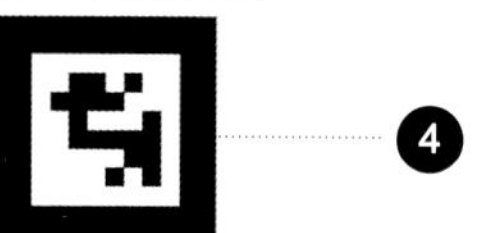

4

- 手太阳小肠经

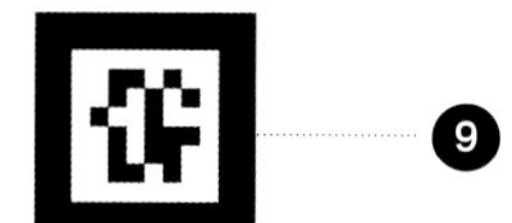

9

- 足阳明胃经

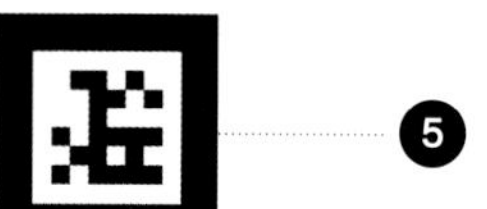

5

- 足太阳膀胱经

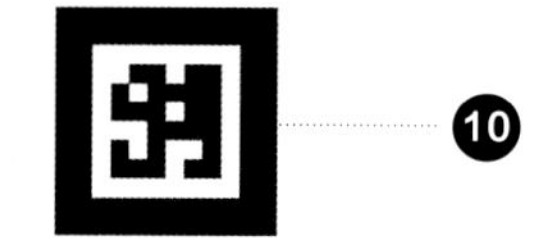

10

- 手阳明大肠经

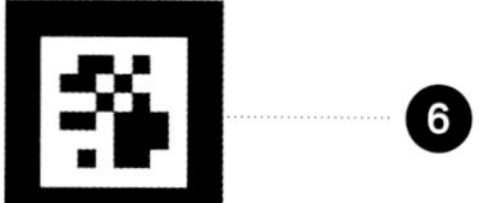

6

- 足少阴肾经 10

- 足太阴脾经

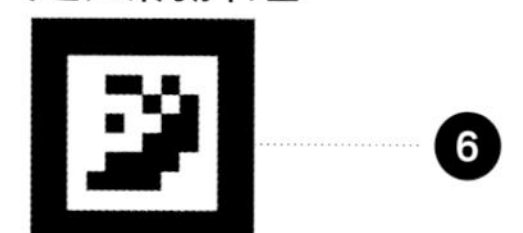

6

- 手厥阴心包经

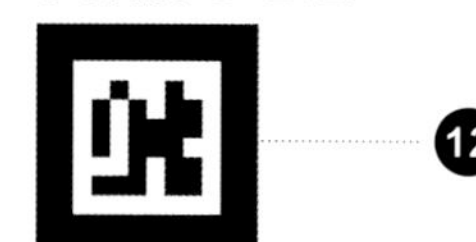

12

- 手少阴心经

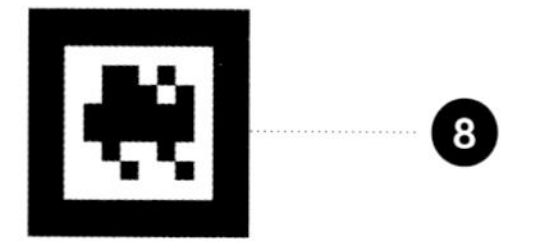

8

- 手少阳三焦经

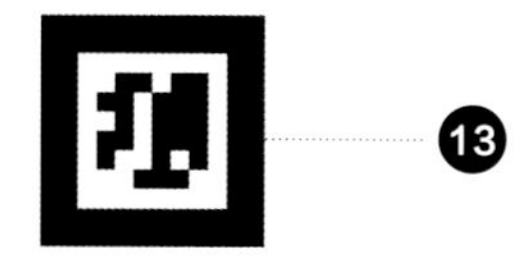

13

- 足少阳胆经 14
- 督脉 16
- 足厥阴肝经 14
- 任脉 16

第二章 儿童特效穴位分部图解 18

- 头面颈项部穴位及按摩手法 18
- 胸腹部穴位及按摩手法 24
- 背部穴位及按摩手法 30
- 上肢穴位及按摩手法 36
- 下肢穴位及按摩手法 46

第三章 儿童超速效对症按摩 52

①感冒 52
②发热 52
③惊风 52
④咳嗽 53
⑤扁桃体炎 53
⑥哮喘 53
⑦过敏性鼻炎 54
⑧打嗝（呃逆） 54
⑨呕吐 54
⑩腹胀 55
⑪腹痛 55
⑫腹泻（泄泻） 55
⑬便秘 56
⑭厌食症 56
⑮中耳炎 56
⑯鼻出血 57
⑰牙痛 57
⑱口疮 57
⑲水痘 58
⑳麻疹 58
㉑湿疹 58
㉒荨麻疹 59
㉓暑热证（夏季热） 59
㉔痄腮（流行性腮腺炎） 59
㉕肌性斜颈 60
㉖踝关节扭伤 60
㉗多动症（注意缺陷障碍） 60
㉘流口水（流涎） 61
㉙夜啼 61
㉚尿床（遗尿） 61
㉛近视 61
㉜自汗、盗汗 62
㉝开胃健脾 62
㉞宣通鼻窍 62
㉟清肺祛痰 63
㊱通窍聪耳 63
㊲清睛明目 63
㊳益智增聪 64
㊴壮骨增高 64
㊵保健强身 64

【本书特色与使用说明】

1. 收录儿童全身特效穴位。这些特效穴位除了少数为经穴、奇穴外，多数为儿童按摩所特有的“特定穴”。
2. 本书结合 AR 技术展示十四经脉循行，可作为读者认识儿童经络的参考。读者通过扫描并关注“健康乐读汇”微信公众号，按提示下载客户端，扫描识别码即可观看。
3. 穴位内容全面、直观，查找方便。以部位为纲，分部位展示儿童特效穴位和按摩方法。
4. 穴位应用不求人。收录 40 种儿童保健和常见病症的超速效按摩，简单、实用、疗效佳。

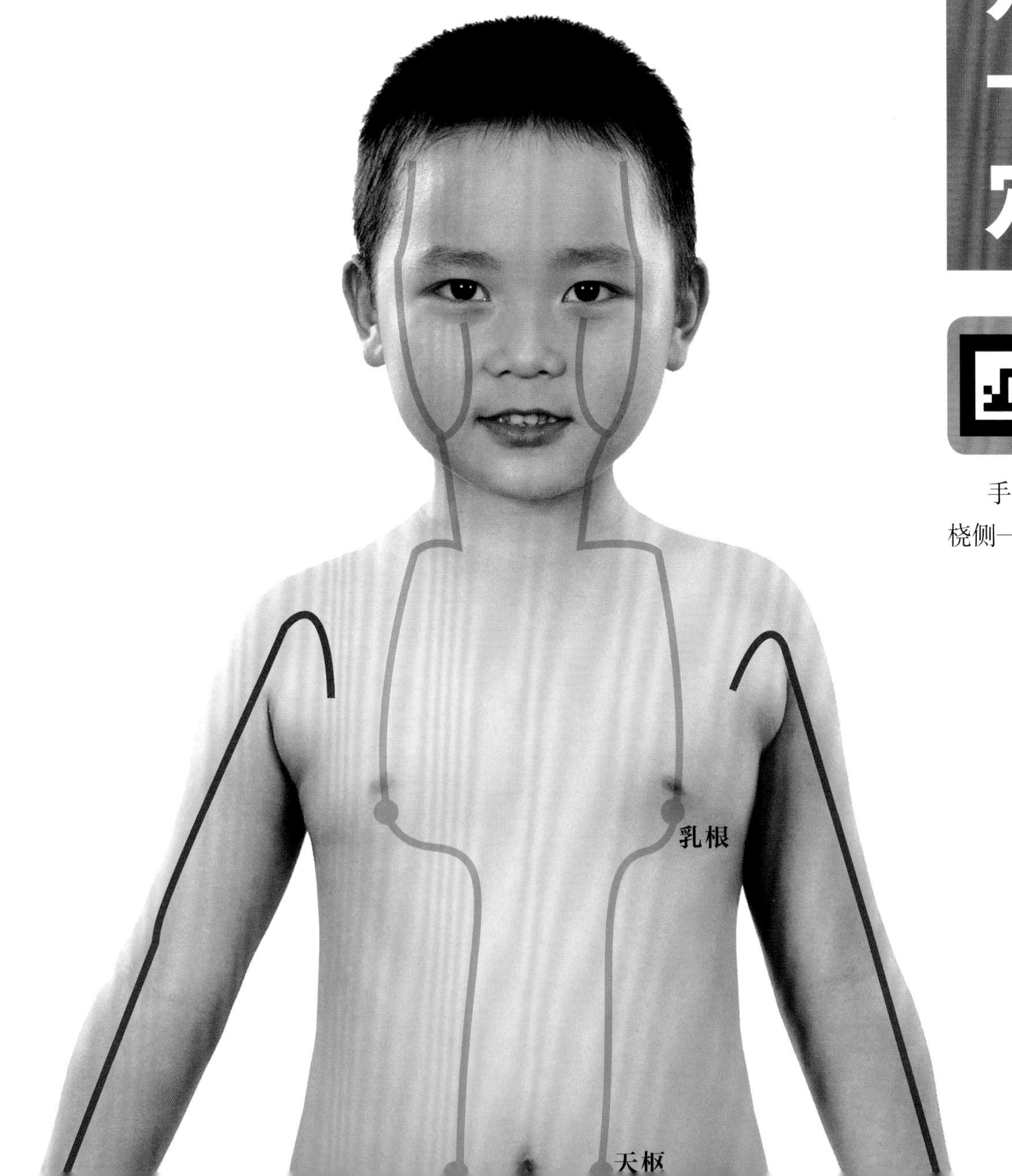

第一章 儿童十四经络穴位图解

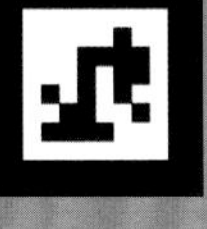

●手太阴肺经 Lung Meridian of Hand-Taiyin,LU.

手太阴肺经：从胸部上外侧开始，经前臂的桡侧→手掌桡侧→拇指桡侧的少商穴为止。

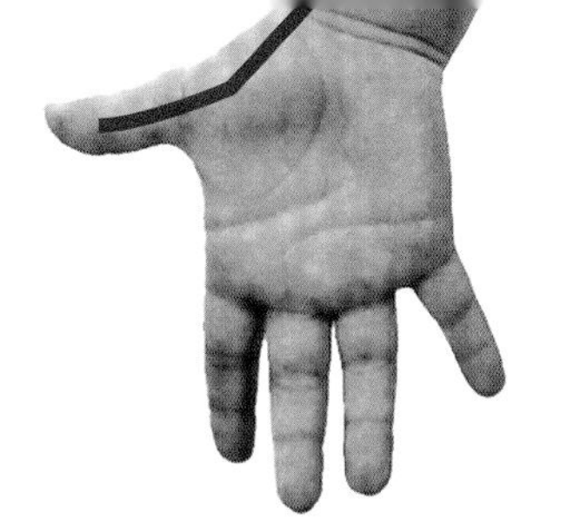

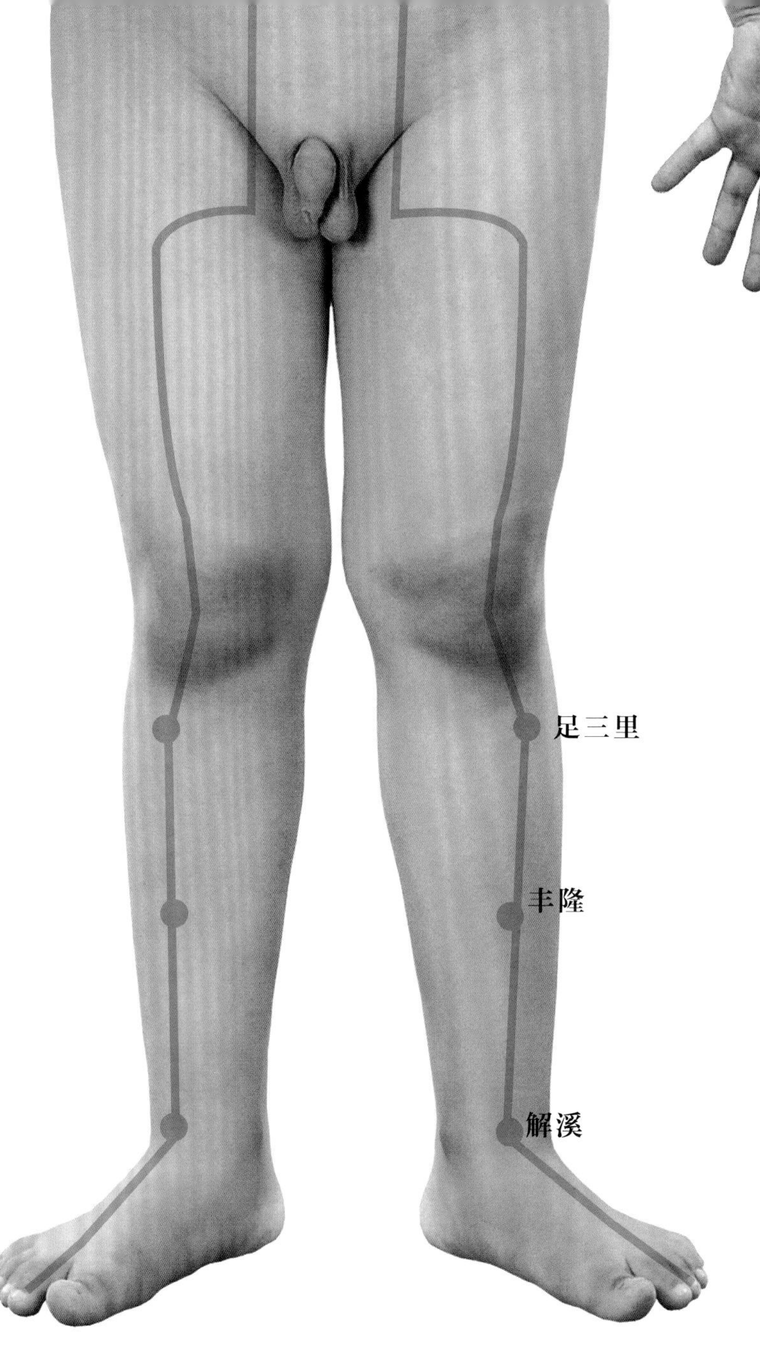

足阳明胃经 Stomach Meridian of Foot-Yangming,ST.

足阳明胃经：从眼睛下方开始，经口角→下颌→耳前→额角；从颈部胸锁乳突肌的前缘开始，经锁骨下凹陷→胸部→前腹部→腹股沟→腿→足第 2 趾末节外侧为止。

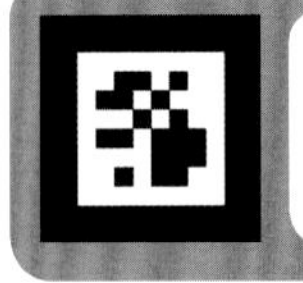

手阳明大肠经 Large Intestine Meridian of Hand-Yangming,LI.

手阳明大肠经：从食指末端桡侧开始，经手臂→肩部→锁骨上窝→侧颈部→鼻翼旁为止。

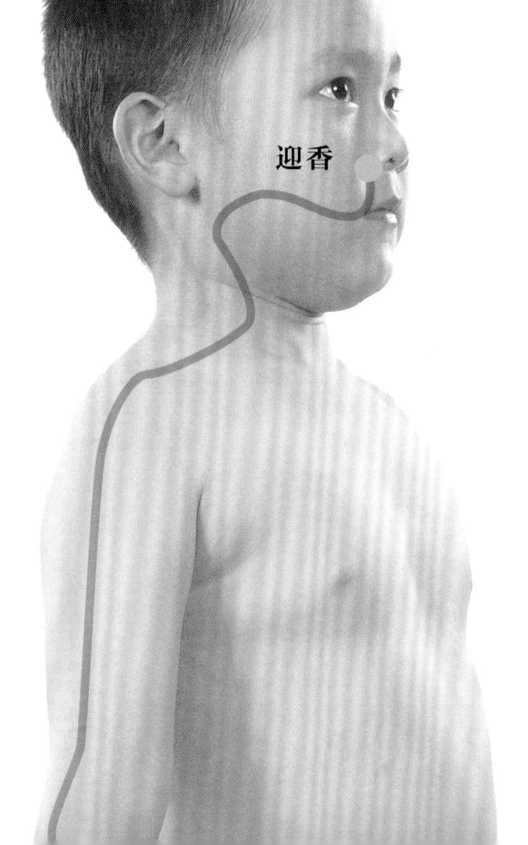

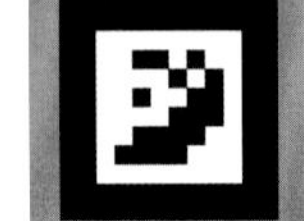

足太阴脾经 Spleen Meridian of Foot-Taiyin,SP.

足太阴脾经：从足拇趾内侧、趾甲根角旁开始，经腿→腹股沟→前腹部→胸部→腋下→侧胸壁第 7 肋间位置为止。

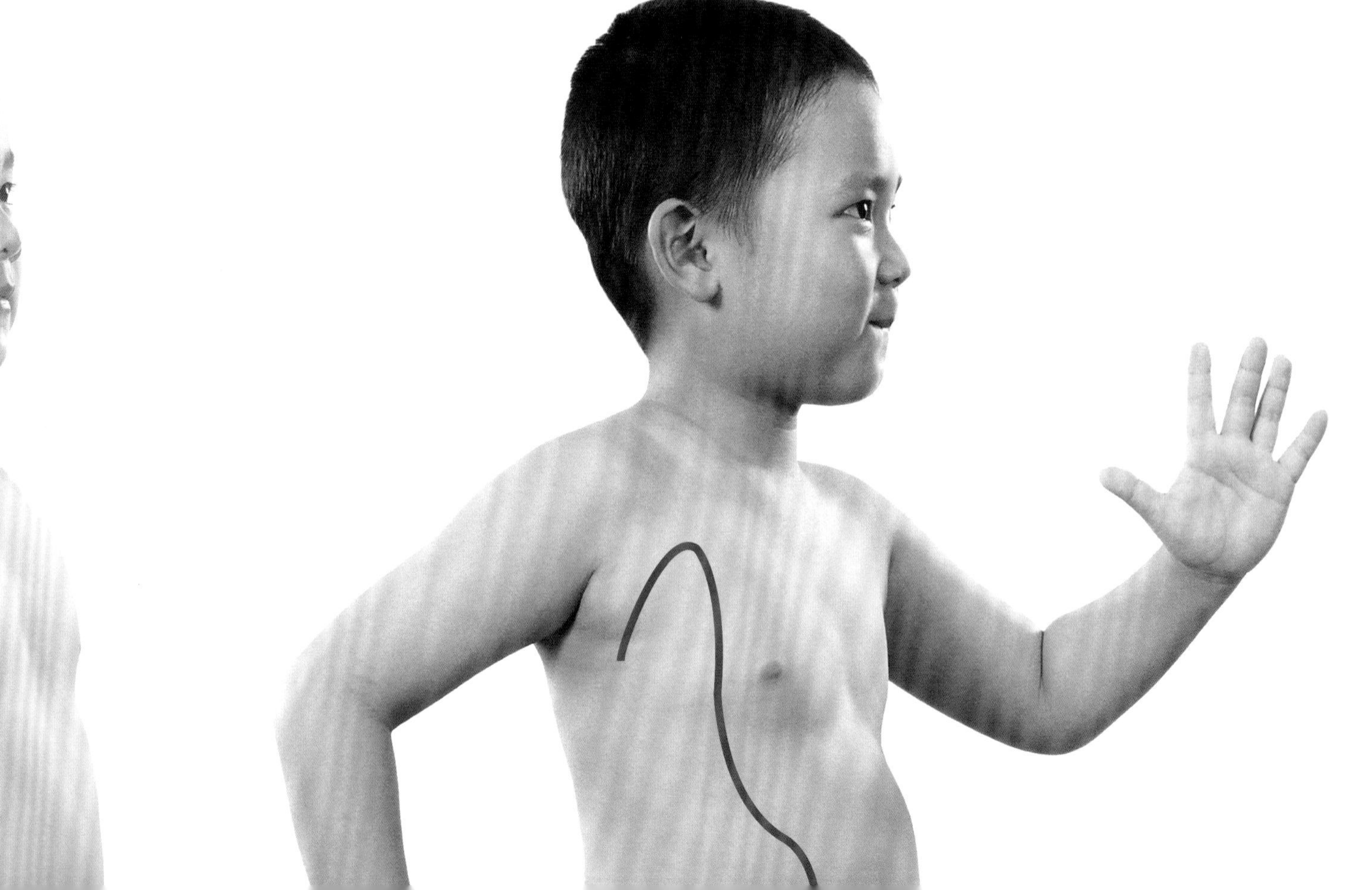

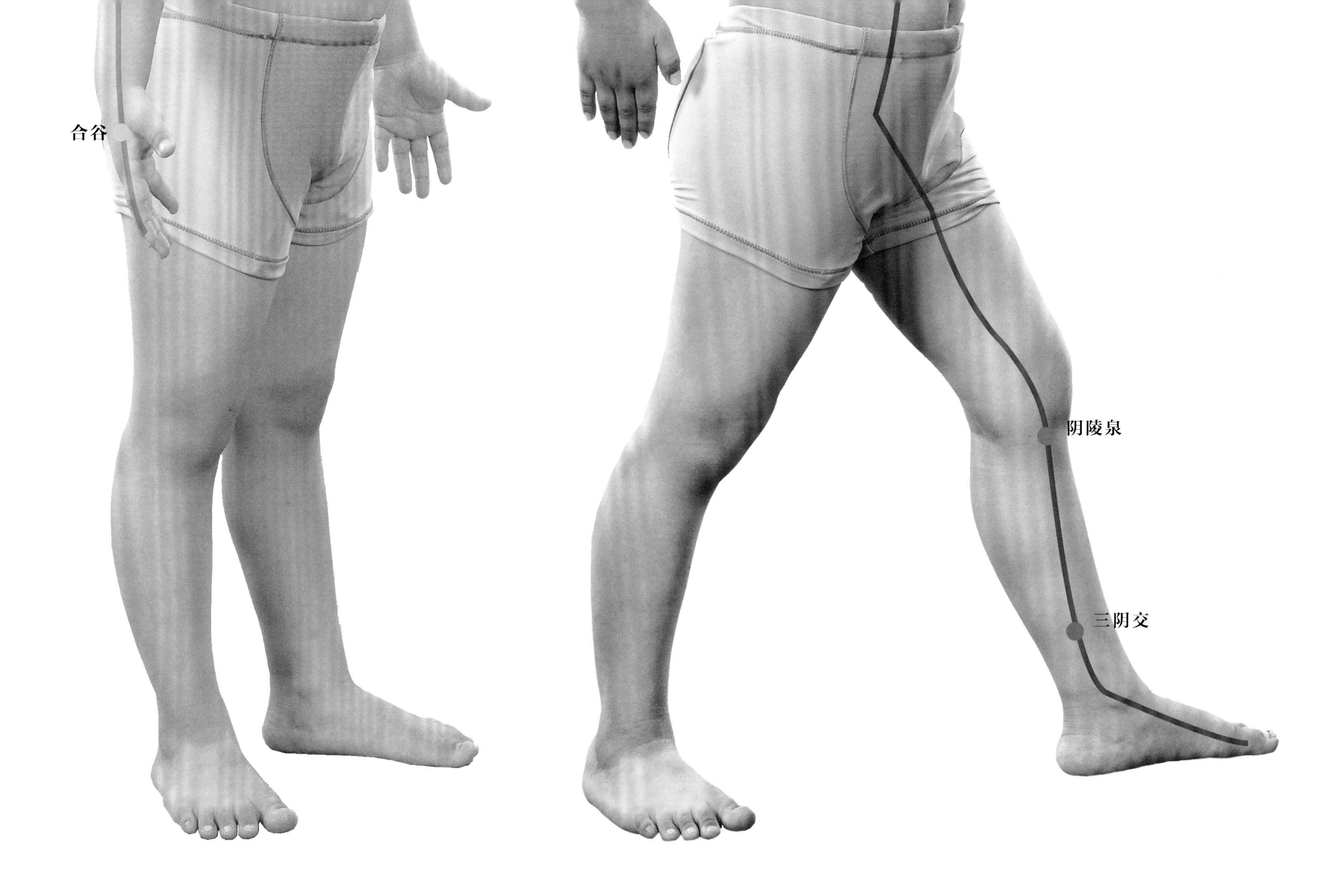
合谷
阴陵泉
三阴交

手少阴心经 Heart Meridian of Hand-Shaoyin,HT.

手少阴心经：起于心中，从腋下开始，经手臂→手腕→手掌→小指末节桡侧为止。

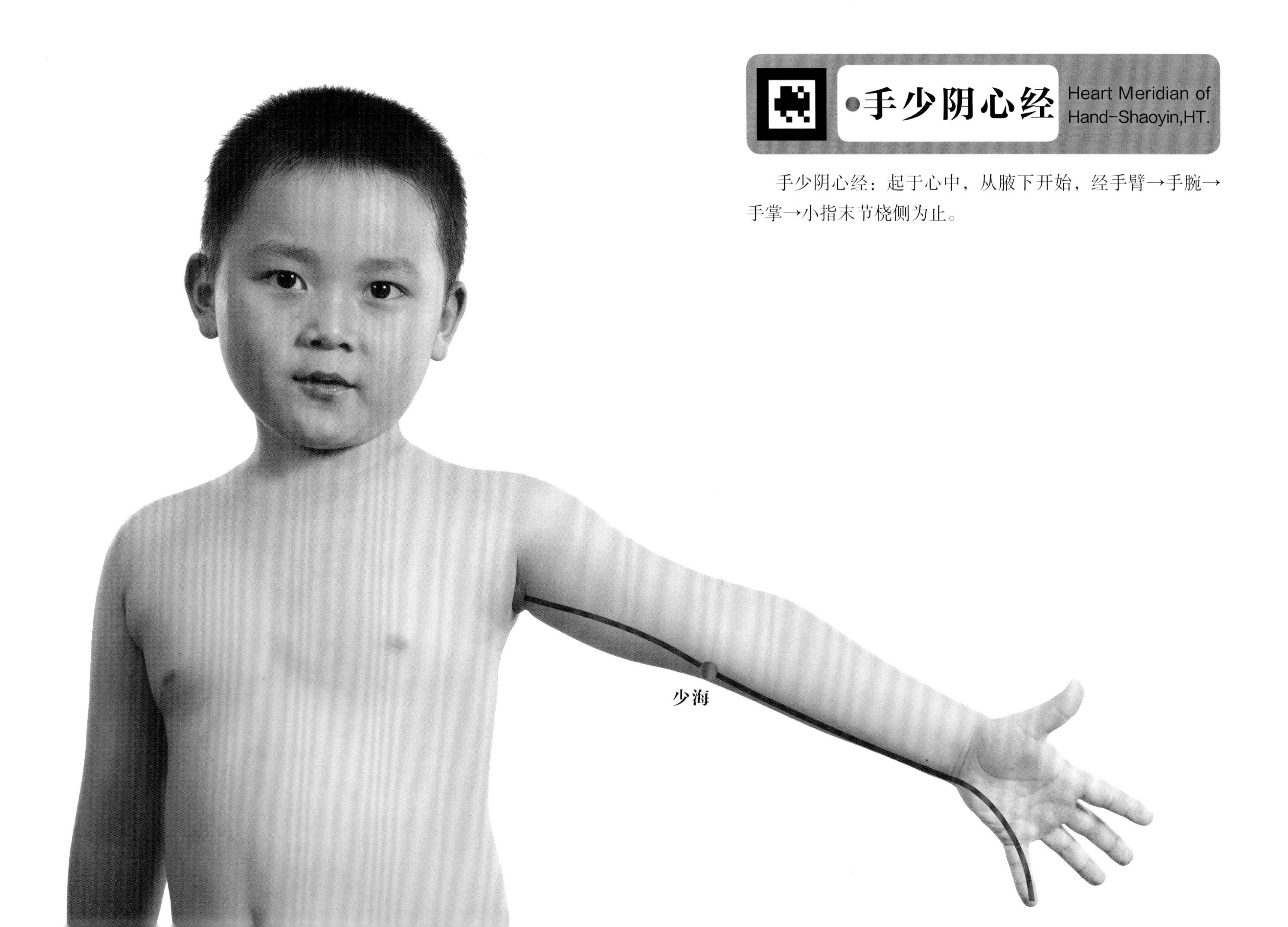

手太阳小肠经

Small Intestine Meridian of Hand-Taiyang,SI.

手太阳小肠经：从小指末节尺侧开始，经手→手臂→肩部→颈部→颧骨下→耳屏前为止。

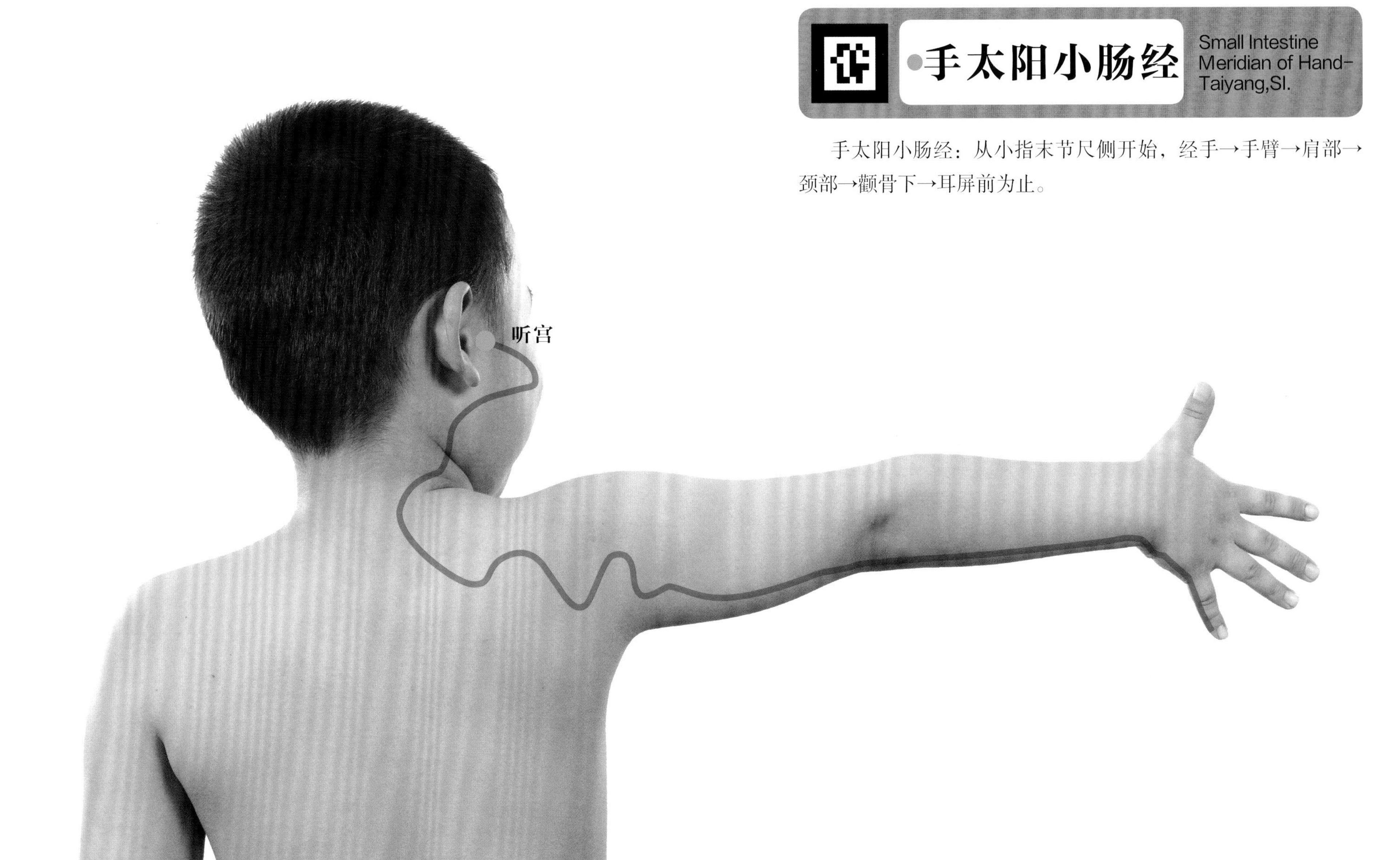

 足太阳膀胱经 Bladder Meridian of Foot-Taiyang,BL.

足太阳膀胱经：从内眼角开始，经后头部→颈部→背部→腰→腿→足小趾末节外侧为止。

 足少阴肾经 Kidney Meridian of Foot-Shaoyin,KI.

足少阴肾经:从足底开始,经腿→前腹部→胸部锁骨下缘为止。

风门
肺俞
肝俞
脾俞
攒竹

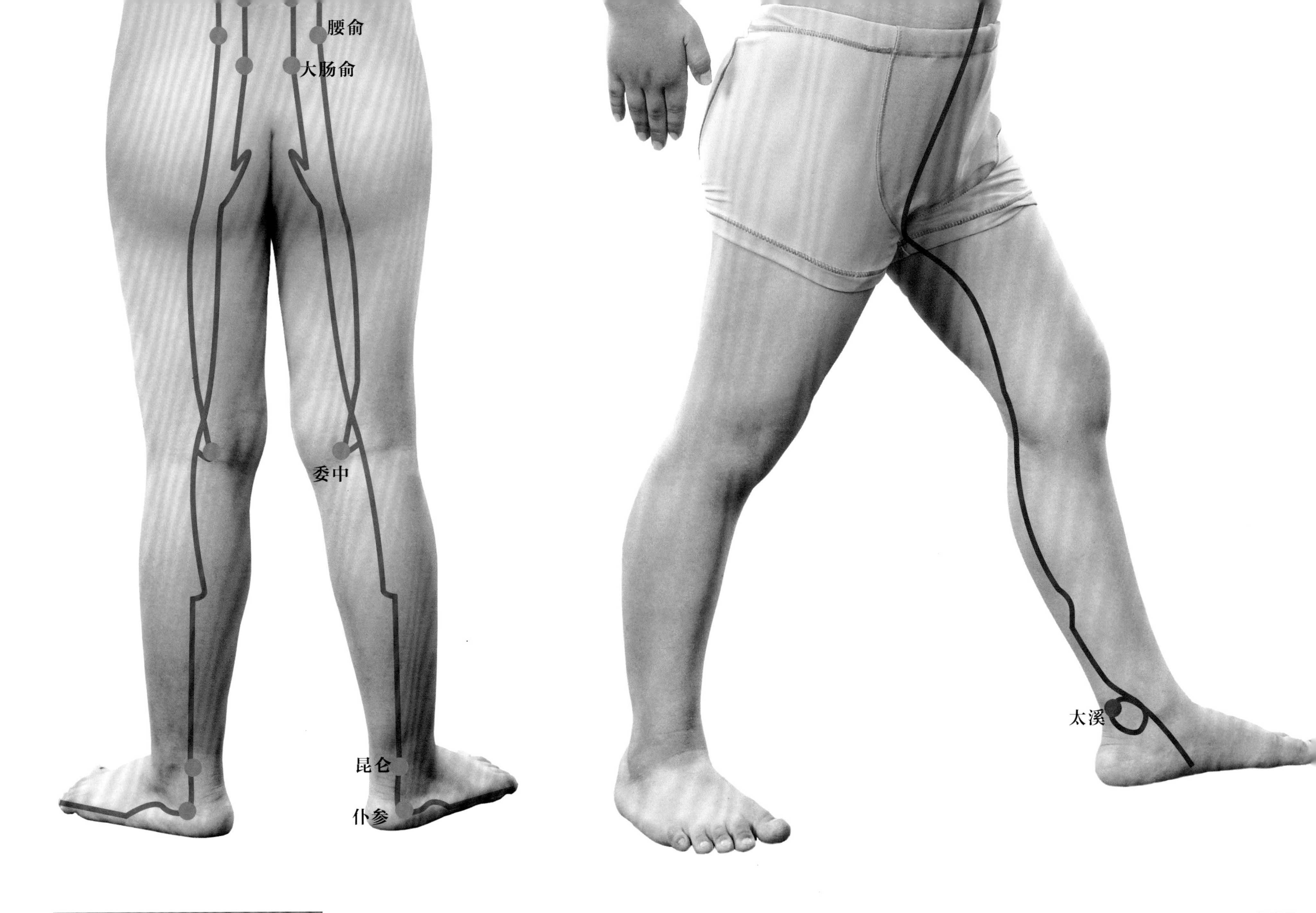
腰俞
大肠俞
委中
昆仑
仆参
太溪

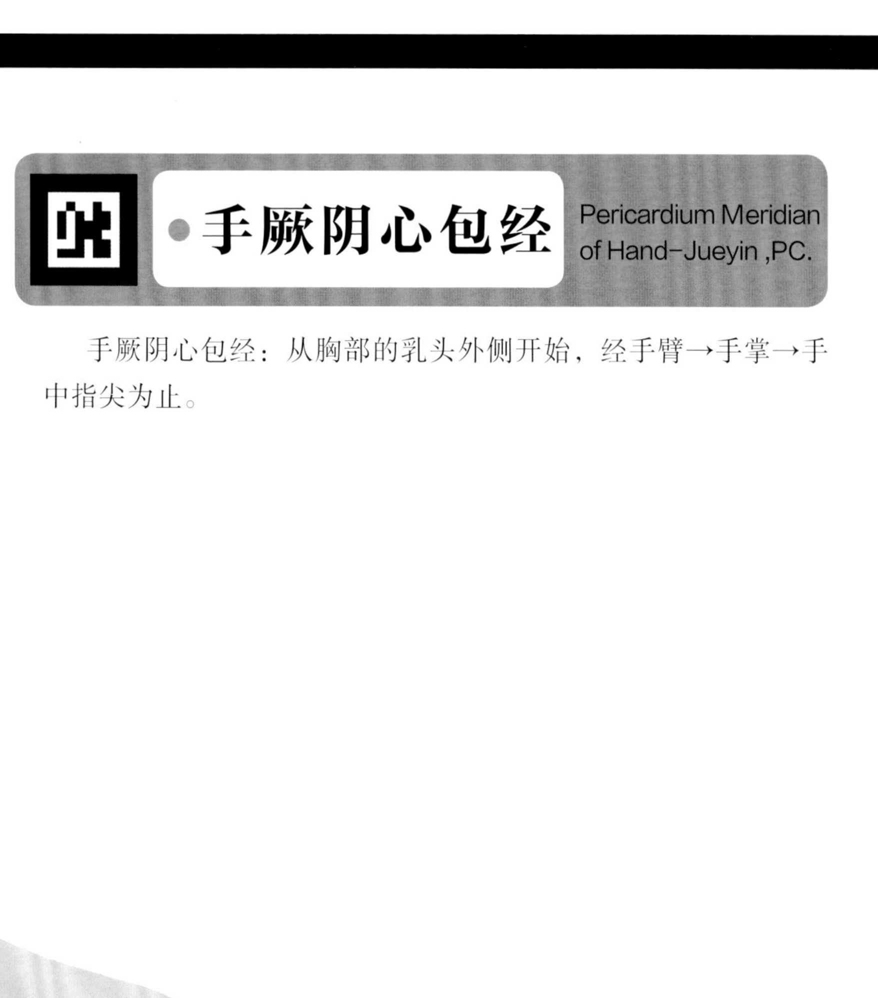

手厥阴心包经 Pericardium Meridian of Hand-Jueyin ,PC.

手厥阴心包经：从胸部的乳头外侧开始，经手臂→手掌→手中指尖为止。

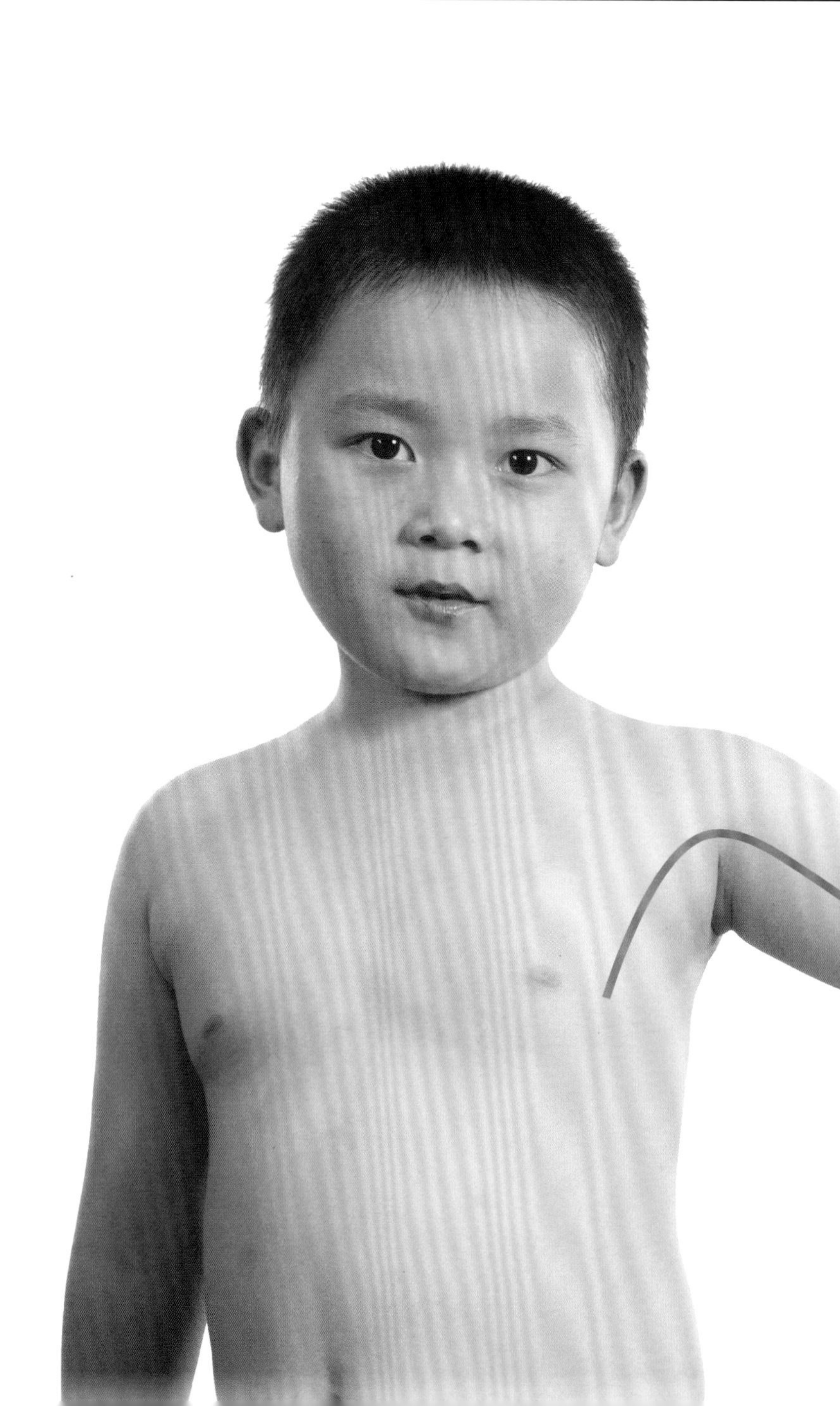

手少阳三焦经 Triple Energizer Meridian of Hand-Shaoyang ,TE.

手少阳三焦经：从无名指末端尺侧开始，经手臂→肩部→颈部→耳后→耳前→眉梢末端为止。

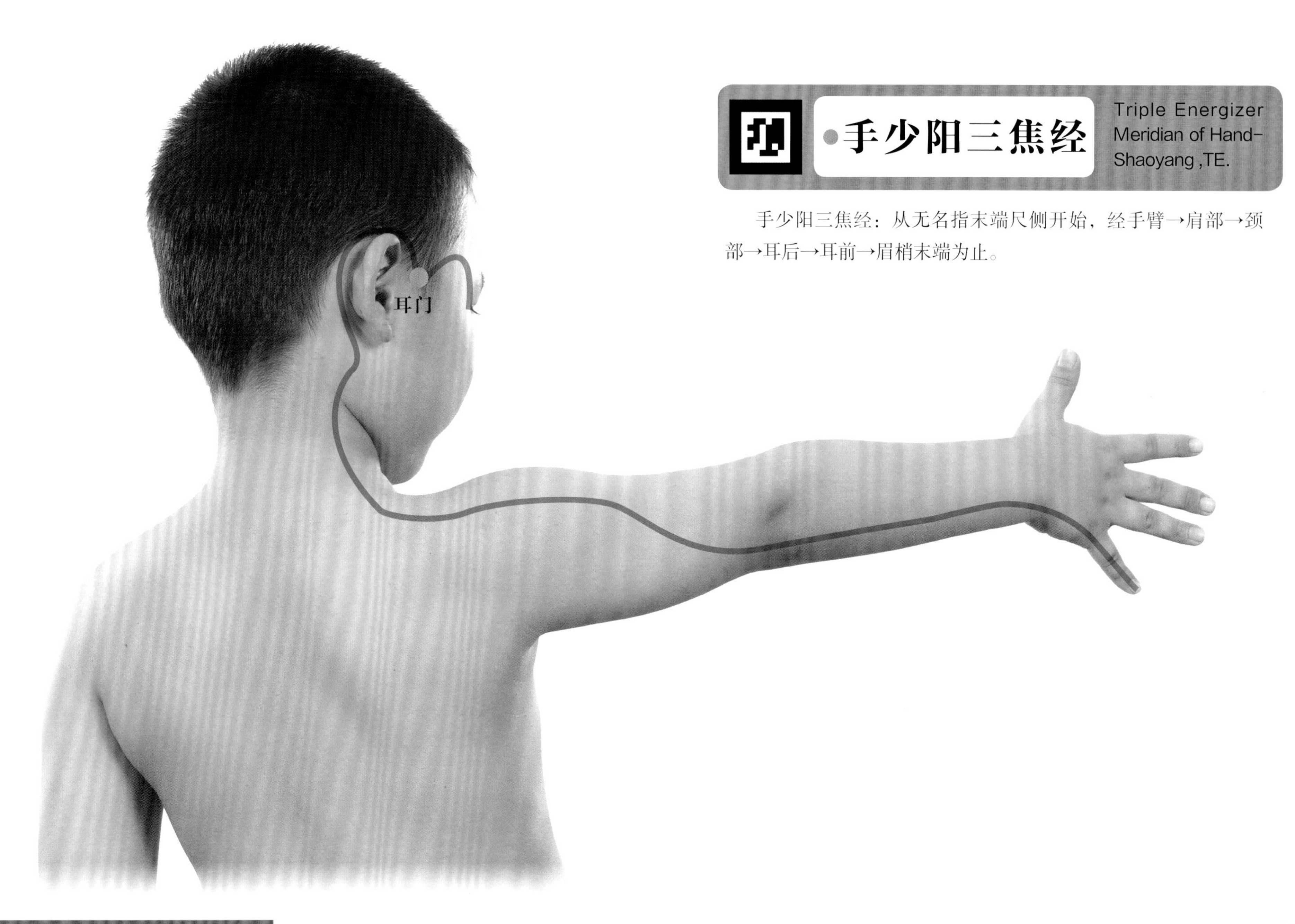

•足少阳胆经 Gallbladder Meridian of Foot-Shaoyang ,GB.

足少阳胆经：从外眼角开始，经耳周→颈部→肩部→上体侧面→腿→足第 4 趾末节外侧为止。

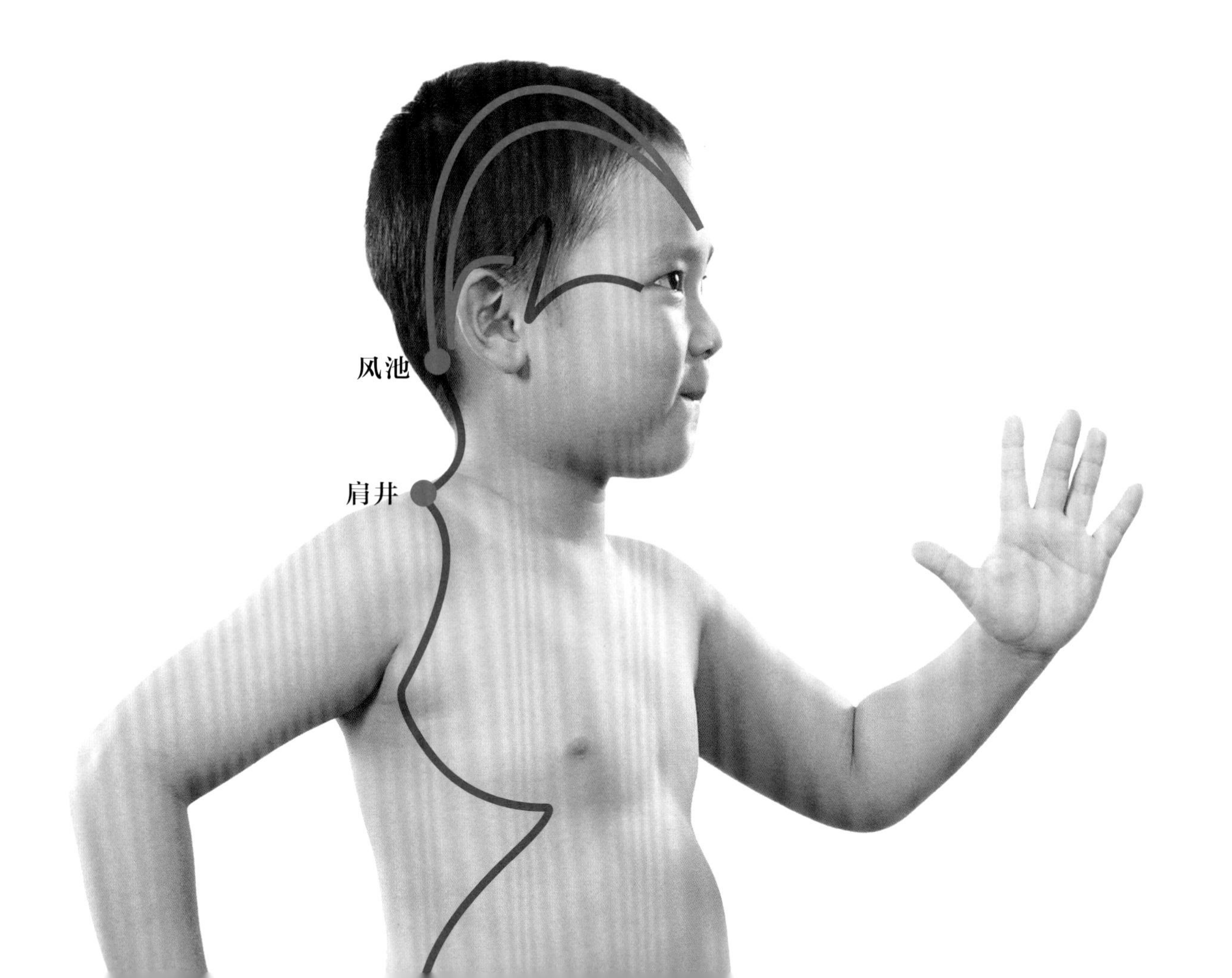

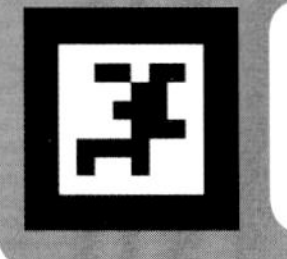

•足厥阴肝经 Liver Meridian of Foot-Jueyin ,LR.

足厥阴肝经：从足拇趾末节外侧开始，经腿→腹部→乳头下第 6 肋间为止。

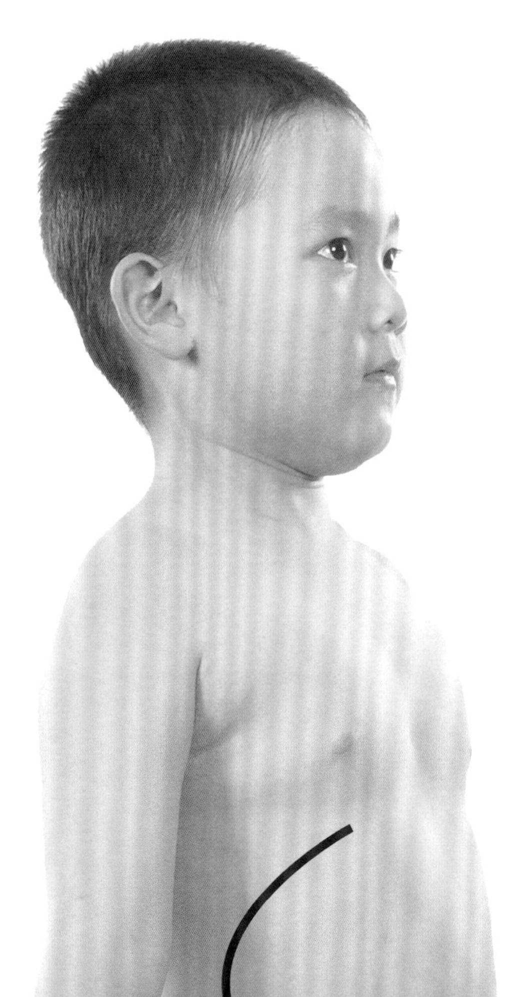

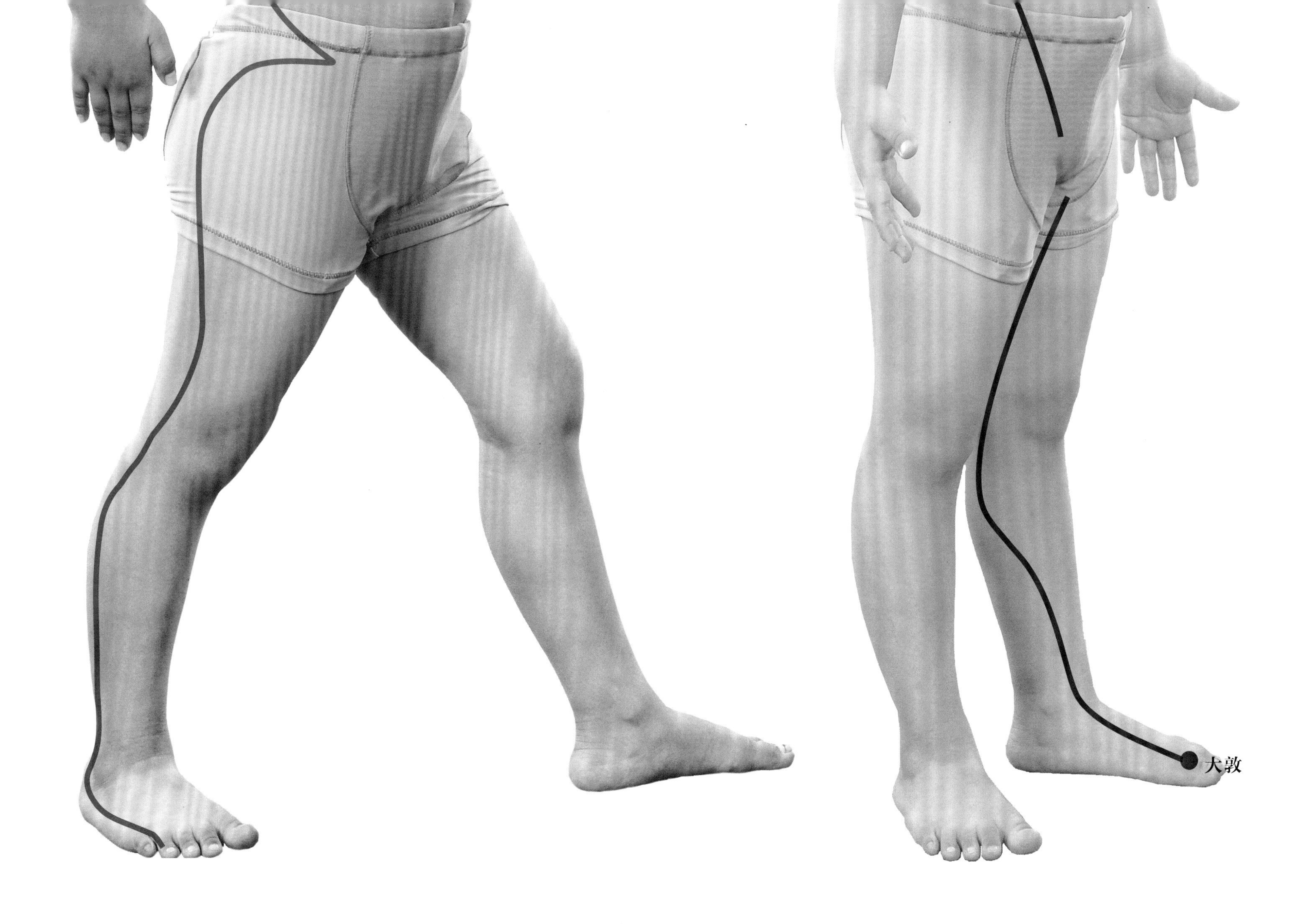
大敦

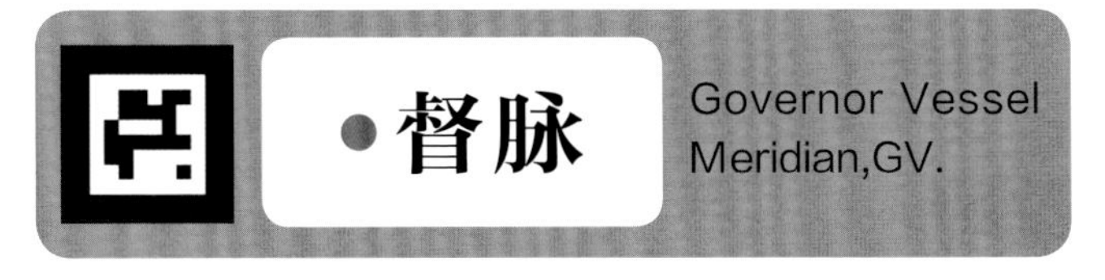

督脉：从尾骨尖开始，沿背部正中线向上，经腰→背→后头部→头顶→鼻尖→上唇内上唇系带与齿龈连接处为止。

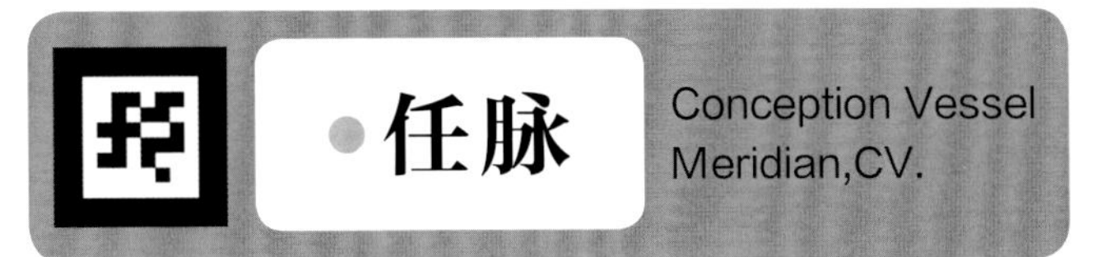

任脉：从会阴开始，沿体前正中向上，经腹部→胸部→面部颏唇沟的正中凹陷处为止。

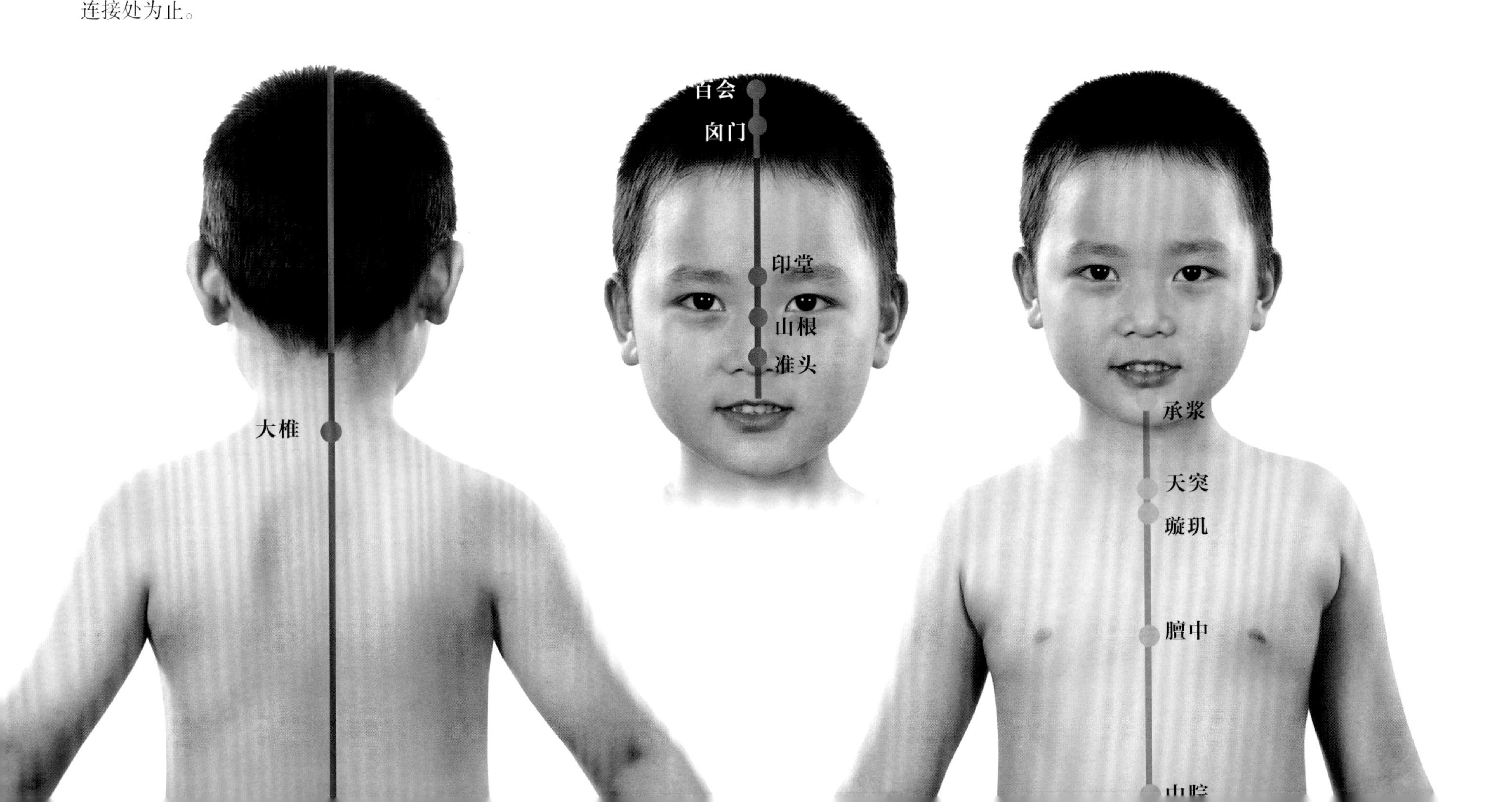

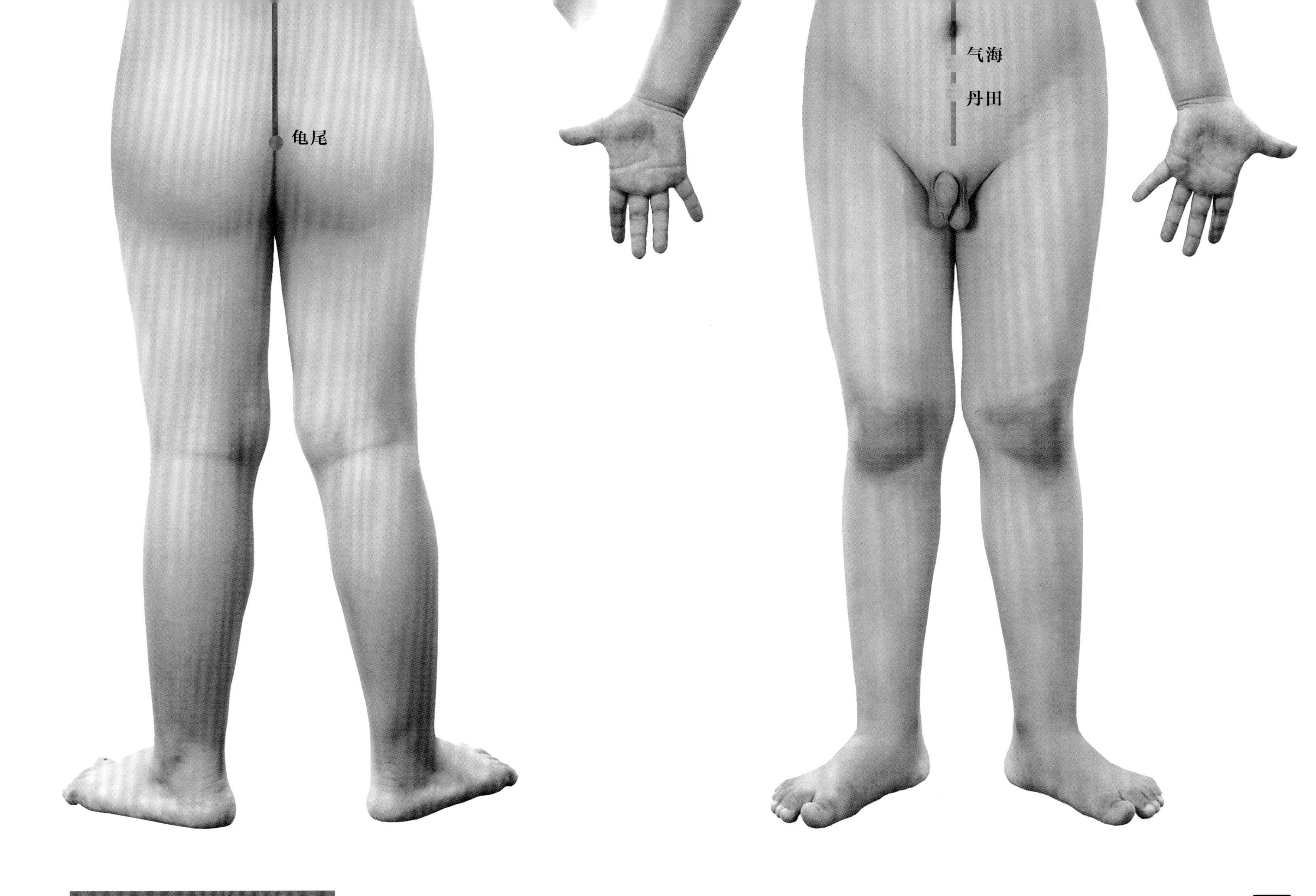
龟尾
气海
丹田

头面颈项部穴位及按摩手法

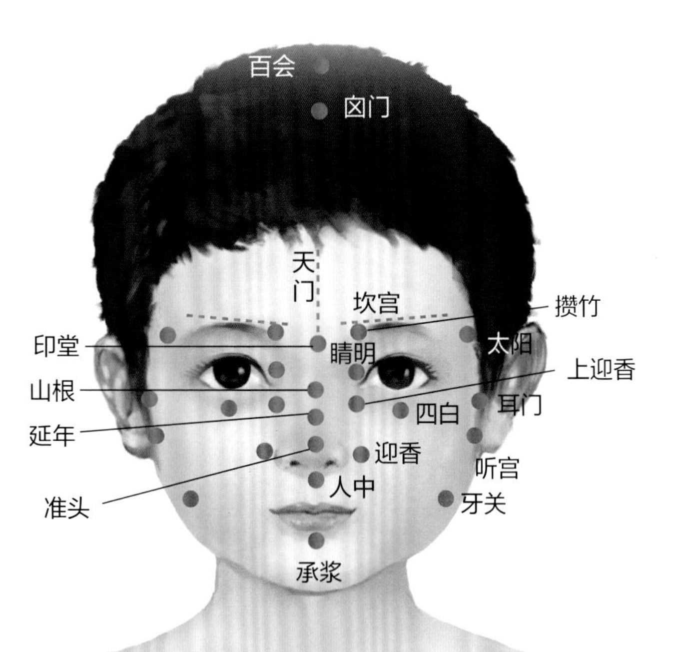

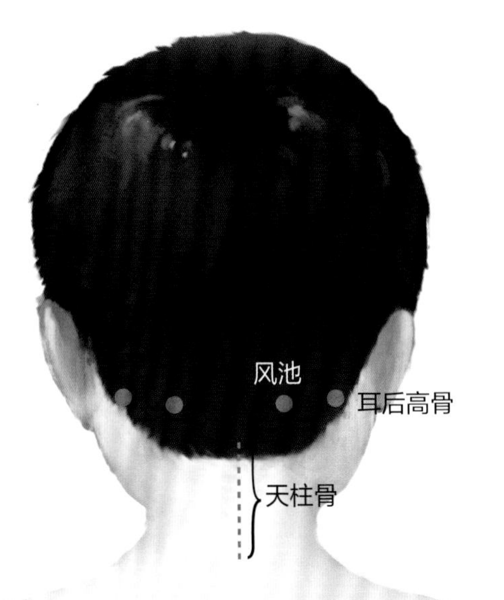

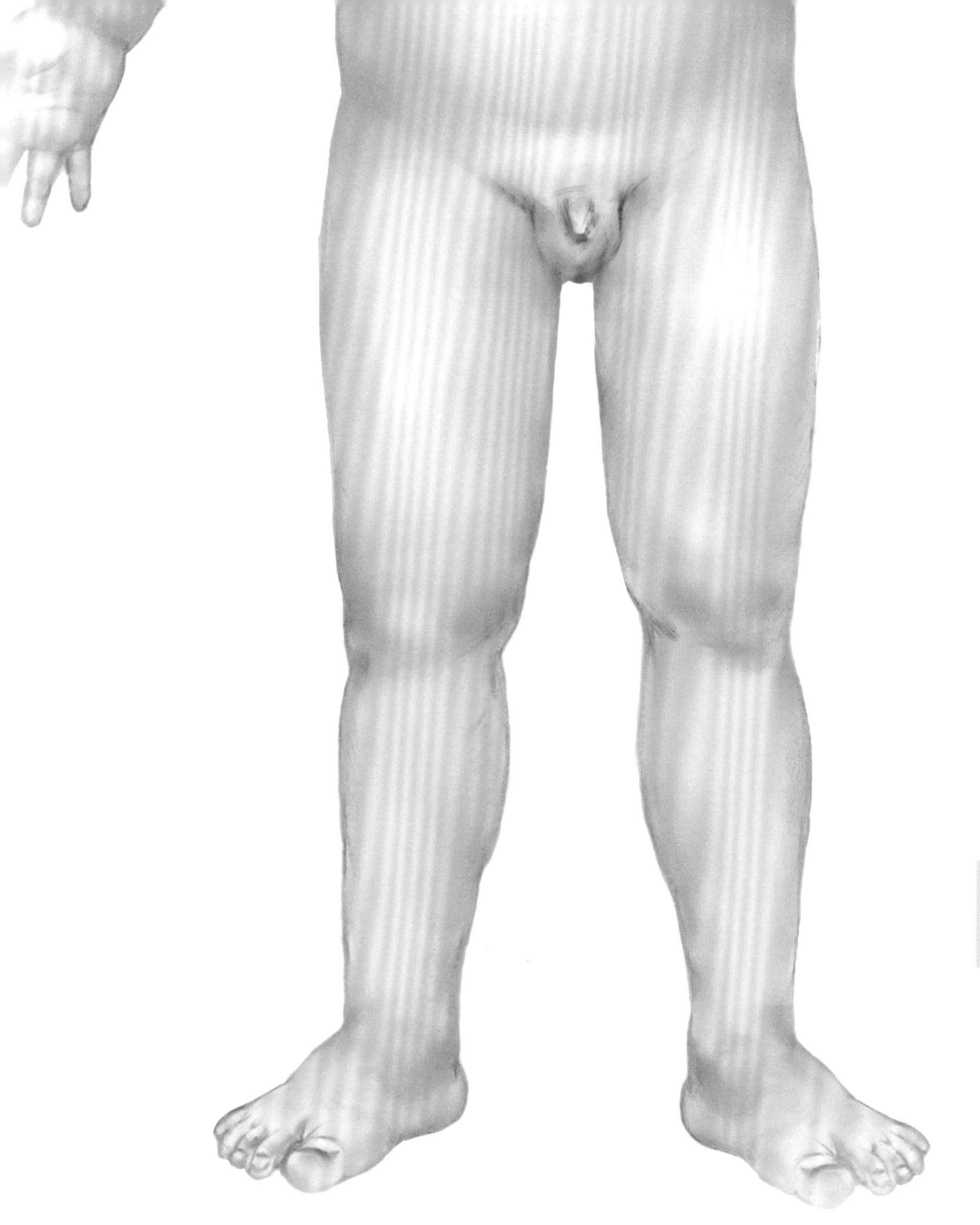

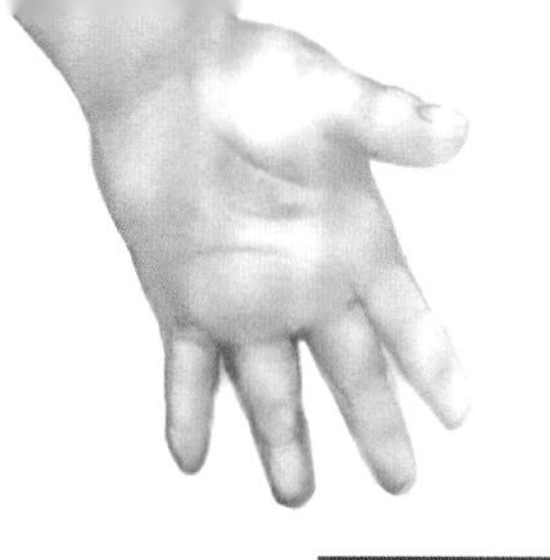

头面颈项部经典按摩手法

揉耳摇头

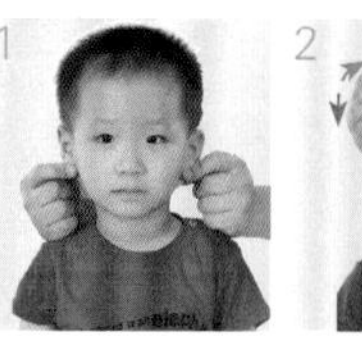

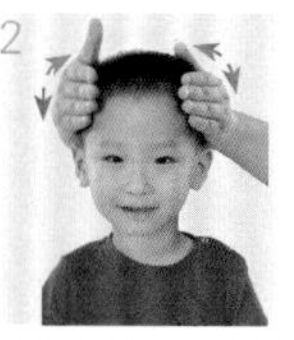

本法可以开关镇惊、调和气血。用于治疗惊风。

双凤展翅

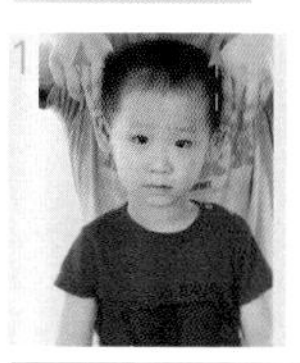

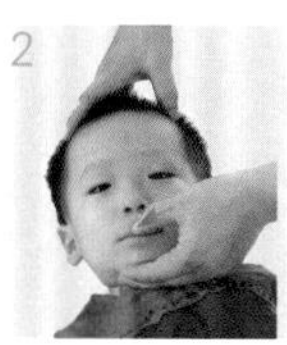

本法可以祛风寒、温肺经、止咳化痰。用于外感风寒、咳嗽痰多等上呼吸道疾患。

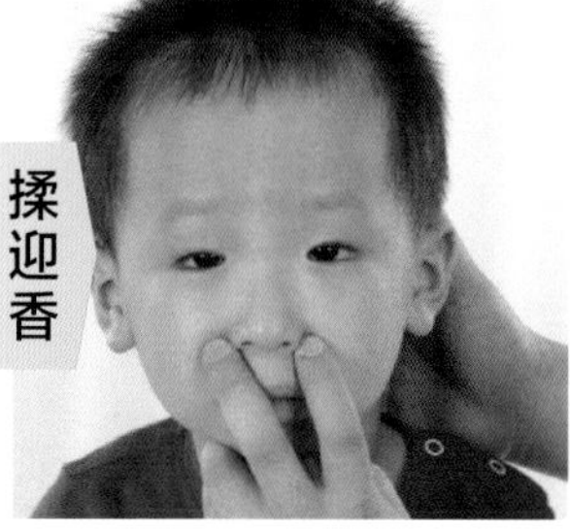

揉迎香

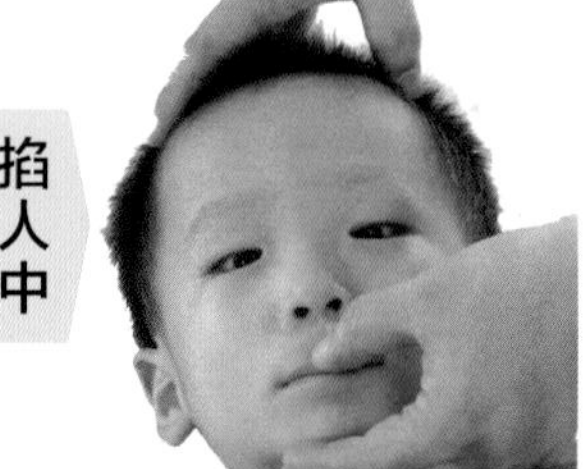

掐人中

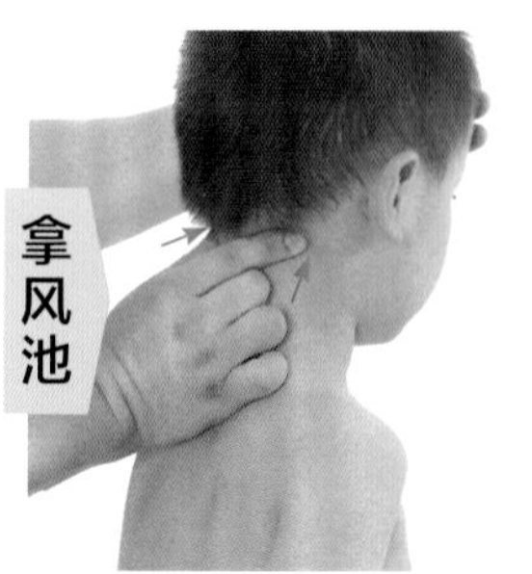

拿风池

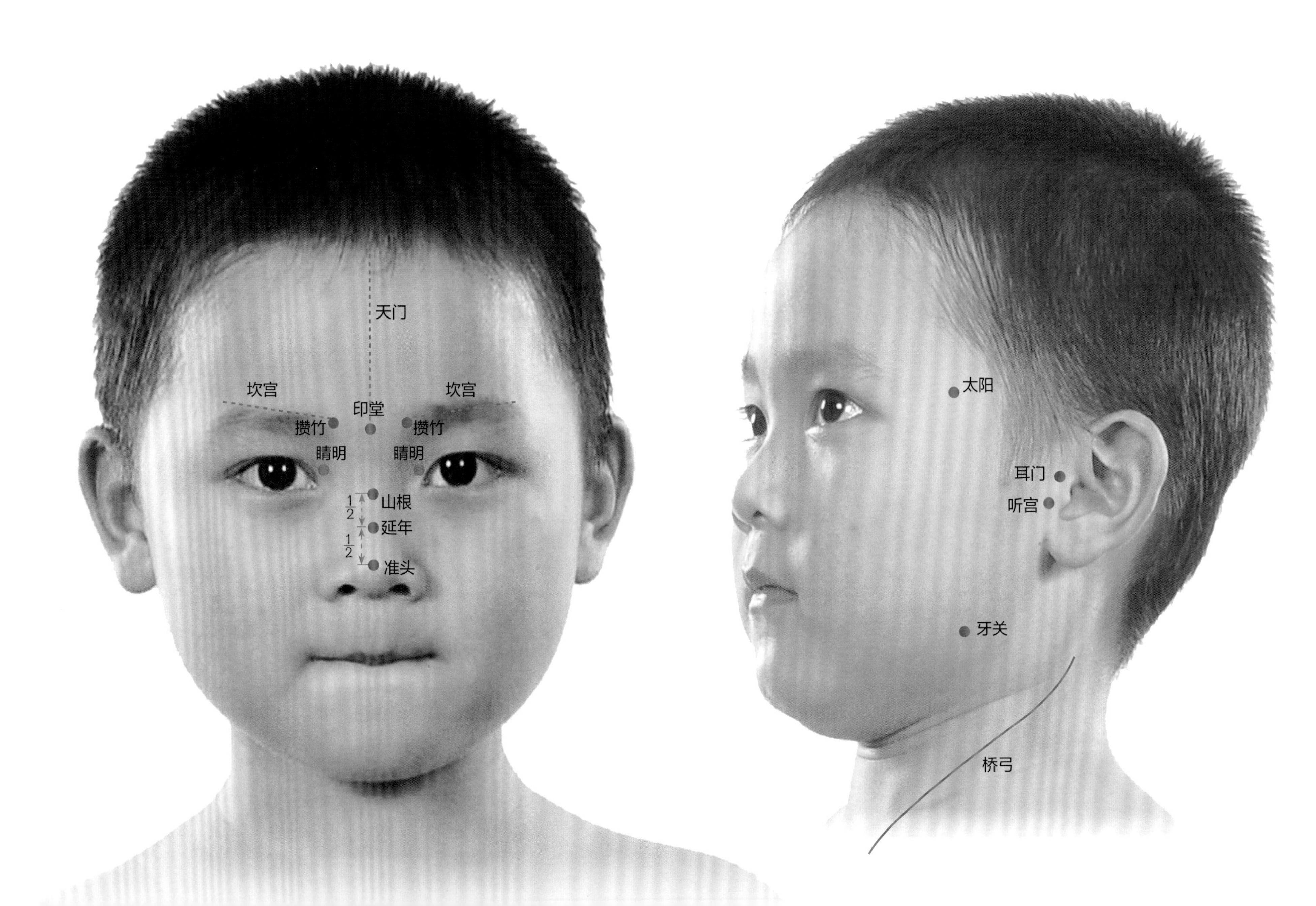
天门
坎宫
坎宫
印堂
攒竹
攒竹
睛明
睛明
山根
1/2
延年
1/2
准头
太阳
耳门
听宫
牙关
桥弓

穴位	定位	按摩方法	功效主治
天门	两眉中间至前发际成一直线	推法：从眉心向额上交替直推，称开天门，推 30~50 次	发汗解表，镇静安神，清脑止痛。主治发热、头痛、感冒、精神萎靡、惊恐不安
坎宫	自眉头起沿眉向眉梢成一横线	推法：用两拇指自眉心向眉梢分推 30~50 次	发汗解表，清脑明目，止头痛。主治感冒、发热、抽搐、癫痫、头痛、目赤痛
印堂	在额部，当两眉头之中间	掐法或揉法：用拇指指甲掐 3~5 次，或用指端揉，揉 20~30 次	醒脑安神，祛风通窍。主治感冒头痛、昏厥、抽搐、癫痫
攒竹	面部眉头凹陷中，眶上切迹处	揉法：用拇指指腹按揉 50~100 次	清热明目，祛风通络。主治感冒发热、头痛、精神萎靡、惊风
睛明	目内眦（内眼角）稍上方凹陷处	揉法：用拇指指腹按揉 50~100 次	祛风，清热，明目。主治目赤肿痛、近视、色盲、夜盲
山根	两目内眦（内眼角）之中点，鼻梁上低洼处	掐法：用拇指指甲掐 3~5 次	退热定惊，开关通窍，醒目安神。主治抽搐、癫痫、目赤痛
延年	鼻梁骨高耸处，山根穴与准头穴之间	掐法：用拇指指甲掐 3~5 次	开窍醒神，止抽搐。主治外感风寒、惊厥
准头	鼻尖中央	掐法或揉法：用拇指或食指指甲掐 3~5 次，继之以中指螺纹面揉 10~20 次	开窍醒神，健脾定喘，祛风清热。主治抽搐、癫痫、鼻塞不通
太阳	眉梢与目外眦（外眼角）之间，向后约 1 横指之凹陷处	揉法：用拇指或中指指端揉 30~50 次	疏风清热，开窍镇惊。主治感冒、发热、头痛、目赤肿痛、口眼㖞斜
耳门	耳屏上切迹之前方，张口凹陷处	揉法：用食指或中指揉 30~50 次	镇惊开窍，聪耳，止牙痛。主治耳鸣、耳聋、抽搐、癫痫、牙痛、口眼㖞斜
听宫	耳屏前，下颌骨髁状突的后方，张口时呈凹陷处	揉法：用食指或中指揉 30~50 次	聪耳开窍。主治耳鸣、耳聋、中耳炎、外耳道炎、失音症、聋哑
牙关	耳下 1 寸，下颌骨凹陷中	揉法或掐法：用拇指或中指按揉牙关穴 10~20 次，或用指端掐揉牙关穴 5~10 次	开窍，疏风，止痛。主治牙关紧闭、口眼㖞斜、颞颌关节痛、牙痛
桥弓	颈部两侧，沿胸锁乳突肌呈一直线	拿法或推法：用一手拇指、食指自上而下拿 3~5 次，或自上而下推 30~50 次。注意：手法轻重要适当，部位要准确，不可拿捏颈总动脉	舒筋活络，调和气血，平肝潜阳。主治先天性斜颈、抽搐、癫痫

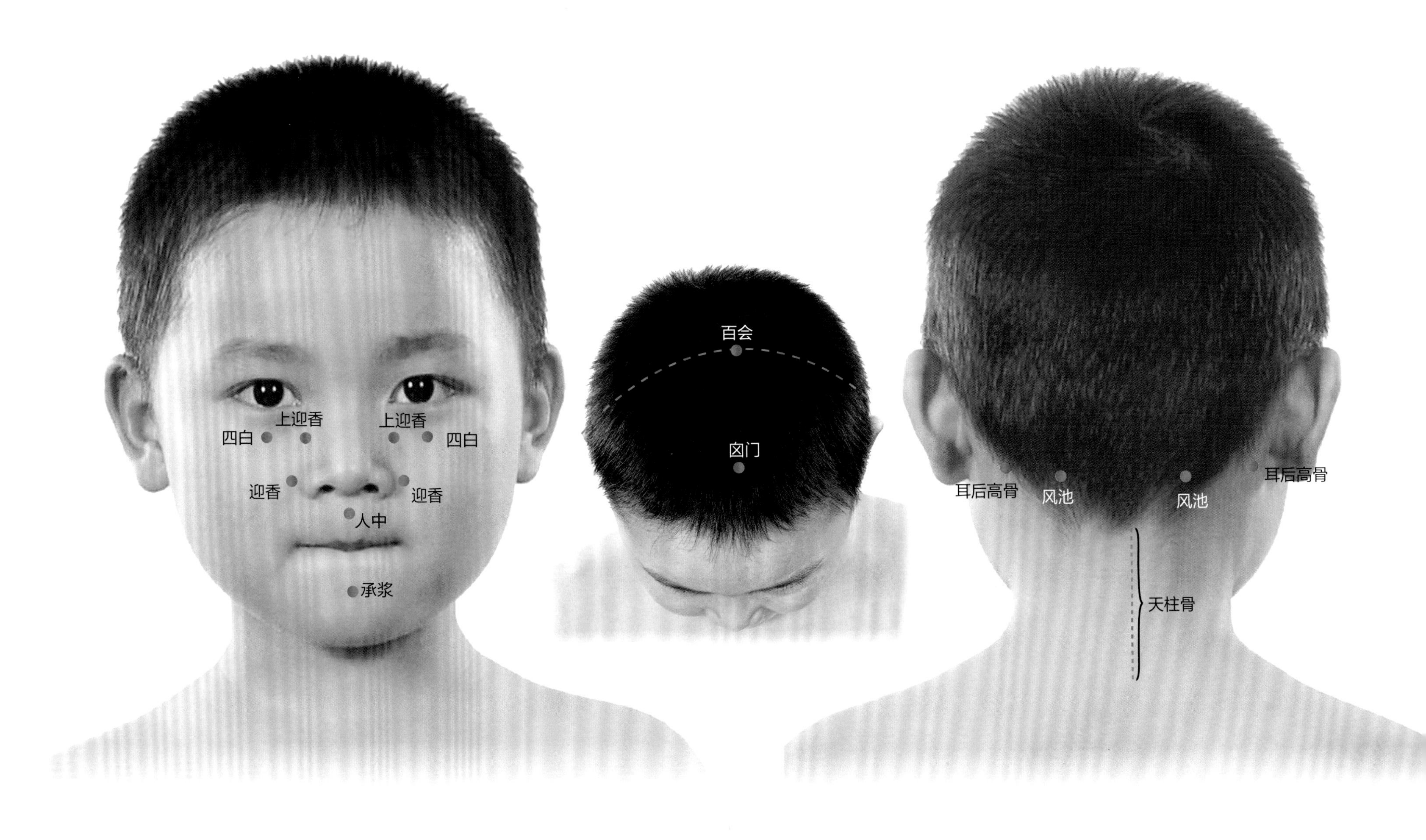
上迎香
上迎香
四白
四白
迎香
迎香
人中
承浆
百会
囟门
耳后高骨
风池
风池
耳后高骨
天柱骨

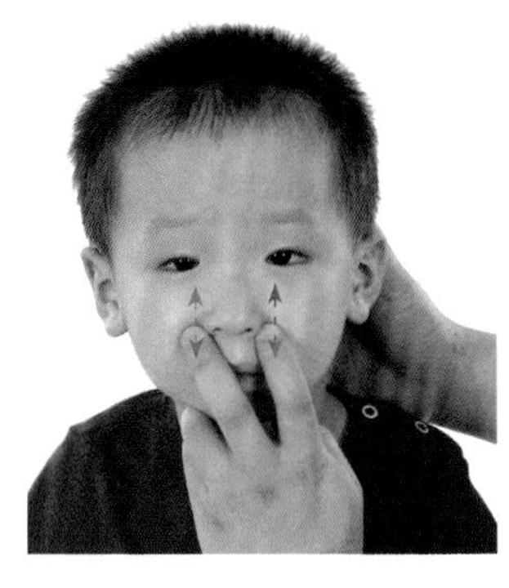

揉迎香 按摩者用食指、中指两指指端按揉之。操作 20~30 次。

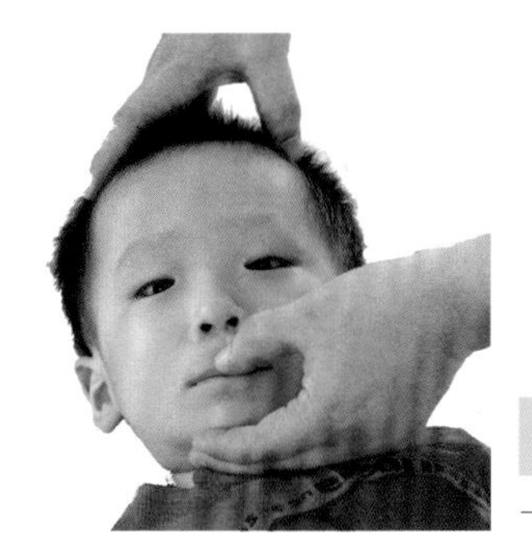

掐人中 拇指指甲掐，一般 5 次。

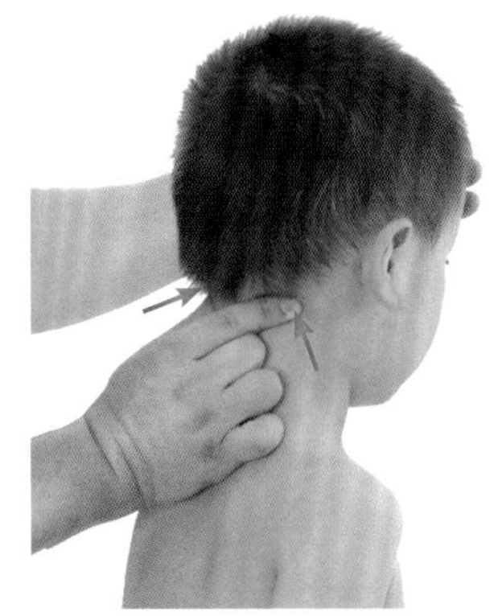

拿风池 按摩者位于小儿身后，以两手之四指扶住小儿头侧，用拇指拿之。一般拿 3~5 次。

穴位	定位	按摩方法	功效主治
上迎香	鼻翼软骨与鼻甲的交界处，近鼻唇沟上端处	揉法：用拇指指腹按揉 30~50 次	清利鼻窍，通络止痛。主治过敏性鼻炎、鼻窦炎、头痛
四白	瞳孔直下，眶下孔凹陷处	揉法：用拇指指腹按揉 30~50 次	祛风明目，通经活络。主治三叉神经痛、面神经麻痹、角膜炎、近视、青光眼、头痛、眩晕
迎香	鼻翼旁 0.5 寸，鼻唇沟中	揉法：用食指、中指两指或两拇指按揉两侧穴位，揉 50~100 次	疏散风热，通利鼻窍。主治鼻炎、鼻塞、口眼㖞斜
人中	面部人中沟的上 1/3 与中 1/3 交界处	掐法：用拇指指甲掐 5 次	开窍醒神。主治抽搐、癫痫、昏厥
承浆	颏唇沟的正中凹陷处	掐法：用食指或拇指指甲掐 3~5 次	祛风，开窍，醒神。主治抽搐、癫痫、口眼㖞斜
百会	在头部，当前发际正中直上 5 寸，或两耳尖连线的中点处	按法或揉法：用拇指按 30~50 次，或用拇指揉 100~200 次。注意：囟门未闭者不宜按摩	安神镇惊，升阳举陷，止头痛。主治头痛、脱肛、久泄、癫痫、抽搐
囟门	前发际正中直上 2 寸，百会前骨之凹陷中	揉法或推法：用拇指腹面轻揉，或用拇指腹面自前发际向该穴反复推 50~100 次。注意：囟门未闭者不宜按摩	镇惊，醒神，通窍。主治抽搐、癫痫、头痛、鼻塞、鼻出血
耳后高骨	耳后入发际高骨下凹陷中	揉法：用中指指端揉 30~50 次	疏风解表，安神除烦。主治头痛、抽搐、癫痫、烦躁不安
风池	颈后枕骨下大筋外侧凹陷中	拿法或揉法：用拇指、食指指端按揉 30~50 次，或用拇指、食指指端拿 3~5 次	平肝息风，祛风解毒，通利官窍。主治头痛、感冒、发热、颈项强痛
天柱骨	颈后发际正中至大椎穴成一直线	推法：用拇指或食指、中指两指指腹自上而下直推 100~500 次	降逆止呕，祛风散寒。主治呕吐、恶心、颈项强痛、发热、抽搐、癫痫

胸腹部穴位及按摩手法

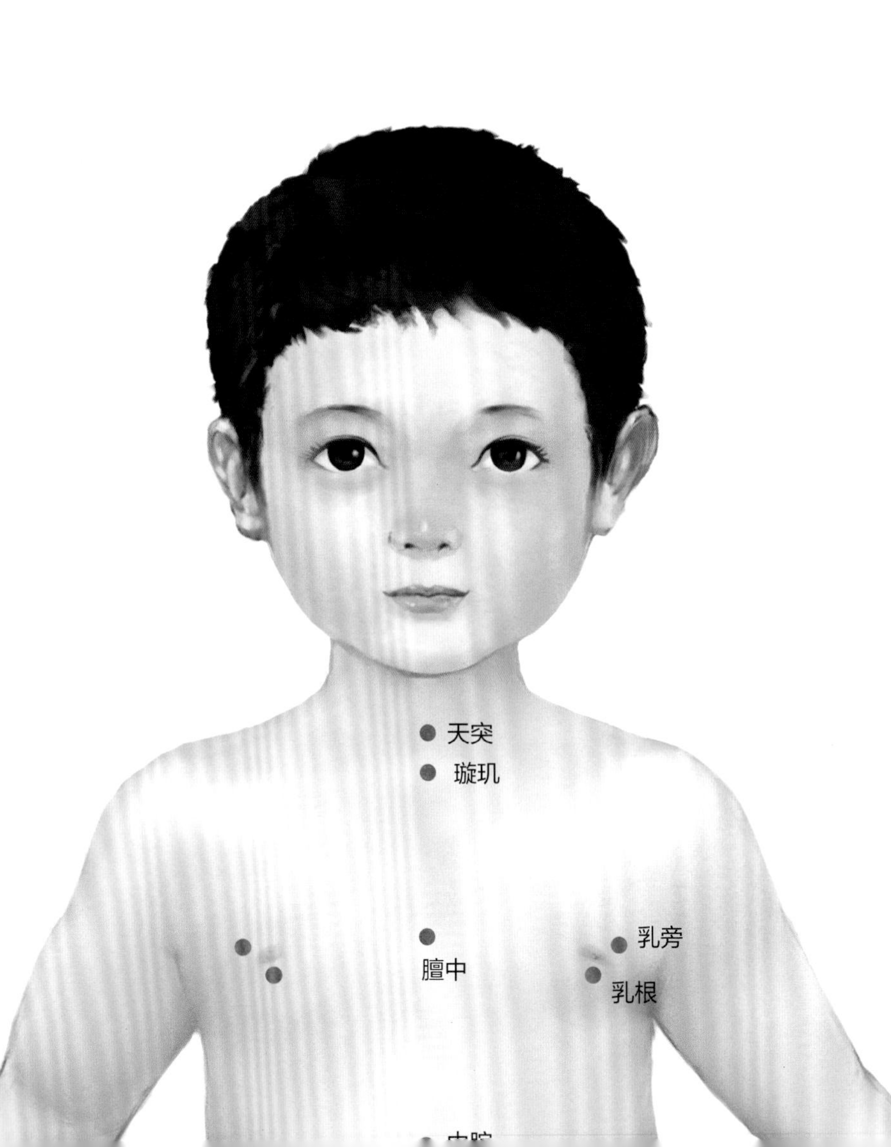

胸腹部经典按摩手法

开璇玑

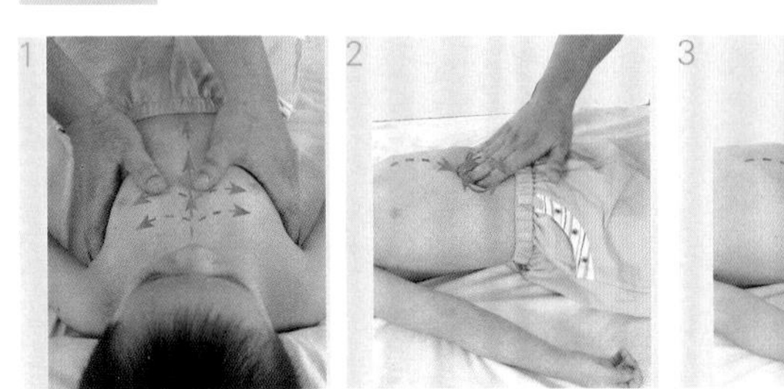

本法具有宽胸理气、健脾和胃的功效。主治胸闷咳喘、痰鸣起急、恶心呕吐、腹痛腹泻、便秘等。

按弦搓摩

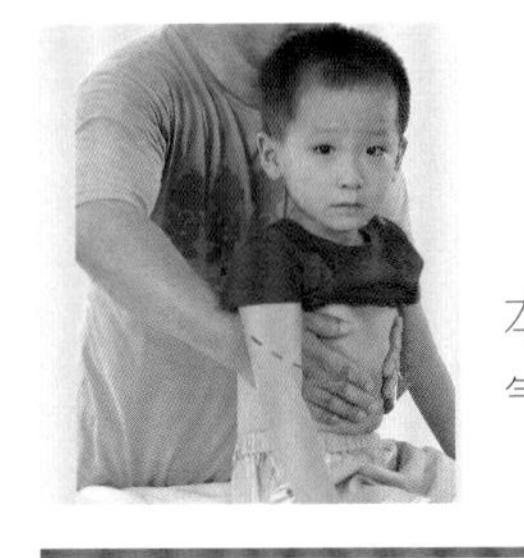

本法主要用于胸闷、气机不利、咳喘气急、痰喘不利等。

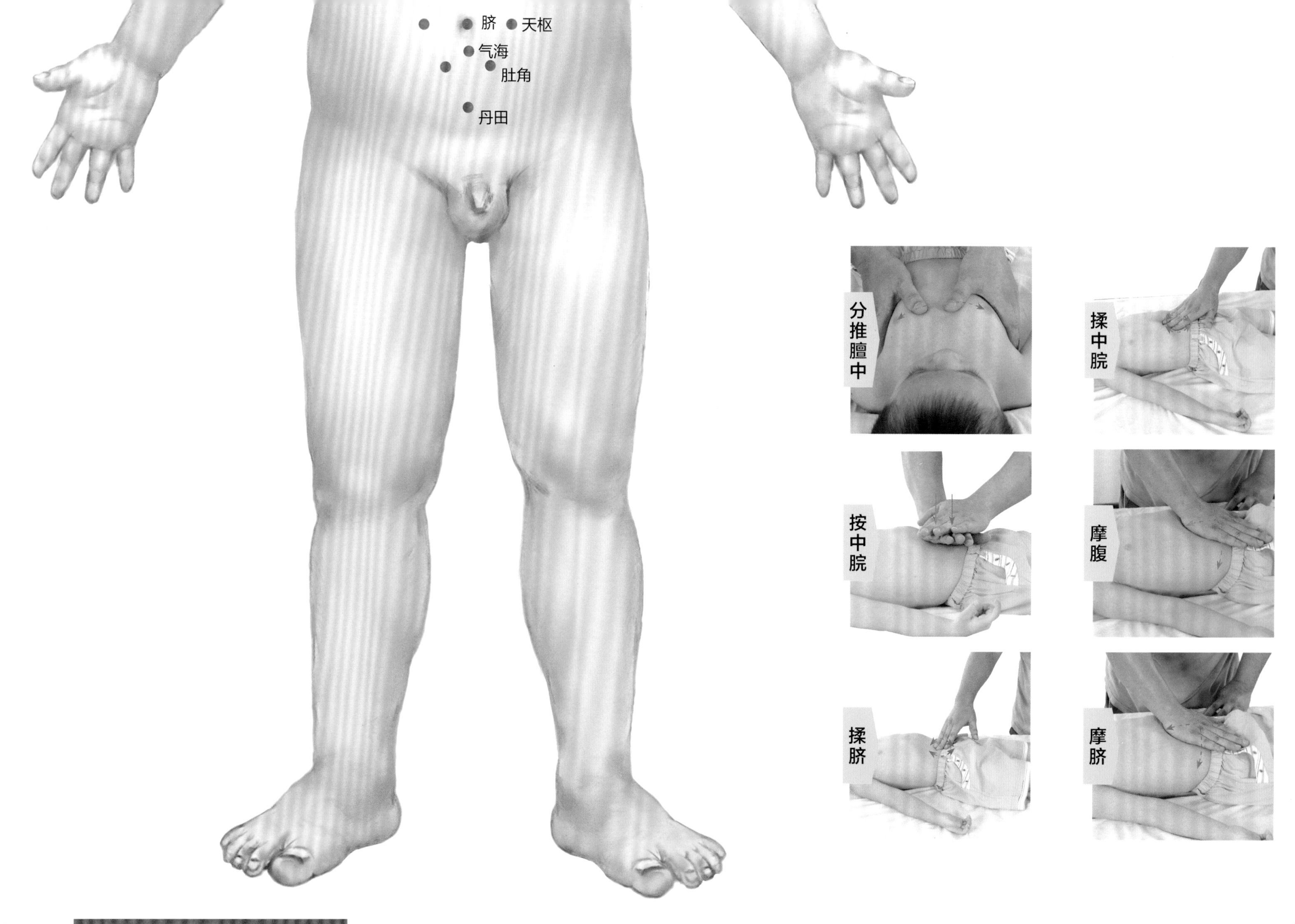
脐
天枢
气海
肚角
丹田
分推膻中
揉中脘
按中脘
摩腹
揉脐
摩脐

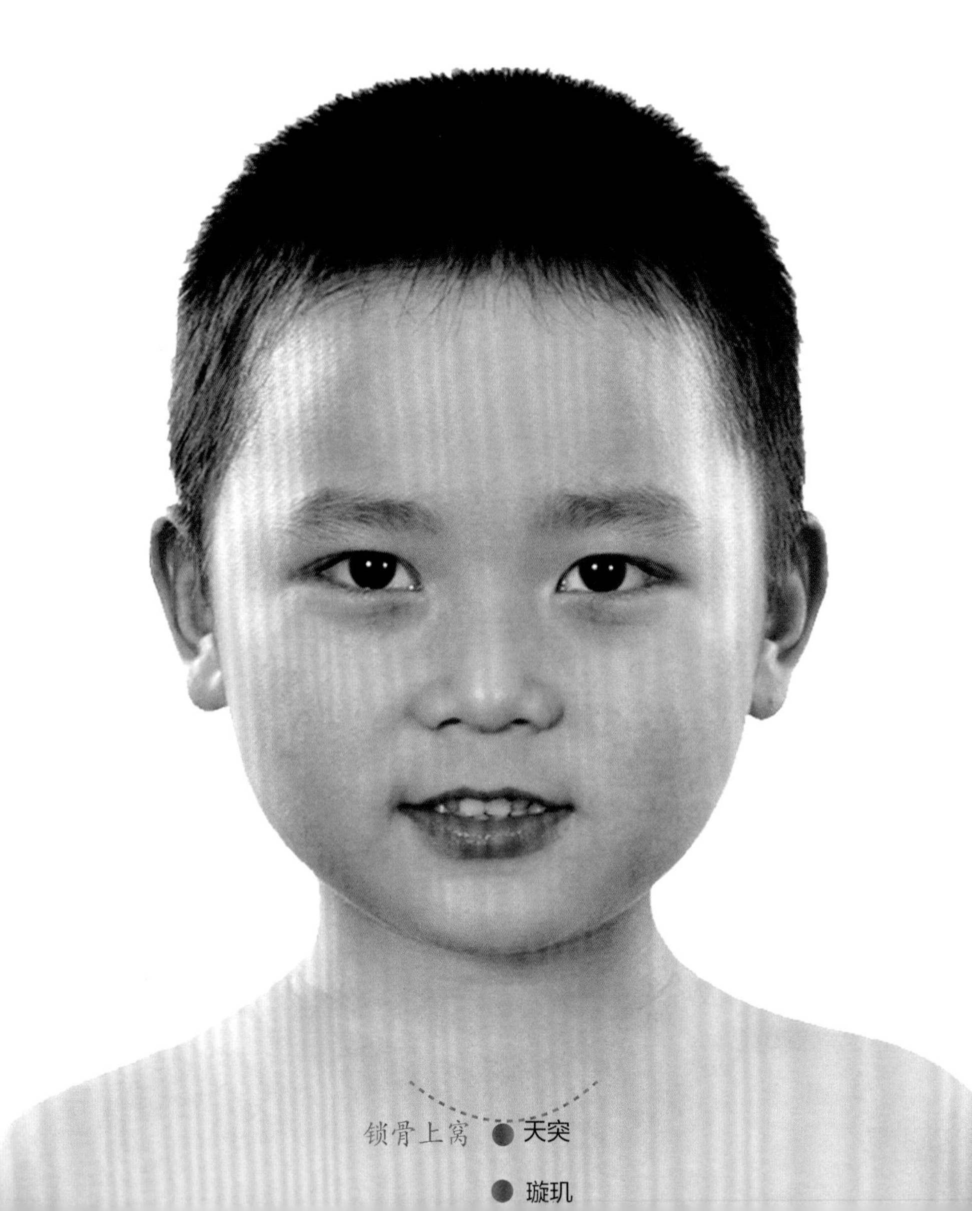

穴位	定位	按摩方法	功效主治
天突	颈部前正中线上，胸骨上窝中央	揉法：用中指指端按揉 30 次	理气化痰，降逆平喘，止呕。主治咳嗽、哮喘、呕吐
璇玑	胸部前正中线上，天突穴下 1 寸	揉法：用中指指端揉 100~300 次	利咽止痛，平喘，开胸利气。主治咳嗽气喘、咽喉肿痛
膻中	胸部前正中线上两乳头连线的中点	摩法、揉法或推法：用手掌面或食指、中指、无名指螺纹面作顺时针或逆时针方向环形移动摩擦 5 分钟，或用中指指端揉 100~300 次，或用两拇指桡侧自膻中向两旁分推至乳头，或以食指、中指自膻中向下推至剑突各 100~300 次	宽胸理气，止咳化痰。主治咳嗽、气喘、呕吐
乳旁	乳头外旁开 0.2 寸	揉法：常用食指、中指指端分别对准乳根、乳旁，同时按揉 30~50 次	宽胸理气，化痰止咳。主治胸闷、咳嗽、痰鸣、呕吐
乳根	胸部当乳头直下，乳房根部，第 5 肋间隙处	揉法：常用食指、中指指端分别对准乳根、乳旁，同时按揉 30~50 次	宣肺理气，止咳化痰。主治咳嗽、气喘
中脘	上腹部，前正中线上，脐上 4 寸	揉法、摩法或推法：用指端或掌根按揉 100~300 次，或用掌心或四指摩 5 分钟，或自喉下向下推至中脘 100~300 次	健脾和胃，消食和中。主治胃痛、腹胀、呕吐、呃逆（打嗝）、腹泻（泄泻）、黄疸、脾胃虚弱
脐	肚脐	揉法或摩法：用中指指端或掌根揉 100~300 次，或用食指、中指、无名指或掌心摩脐 5 分钟	温阳散寒，补益气血，和胃健脾，消食导滞。主治腹胀、腹痛、食积、便秘、肠鸣、吐泻

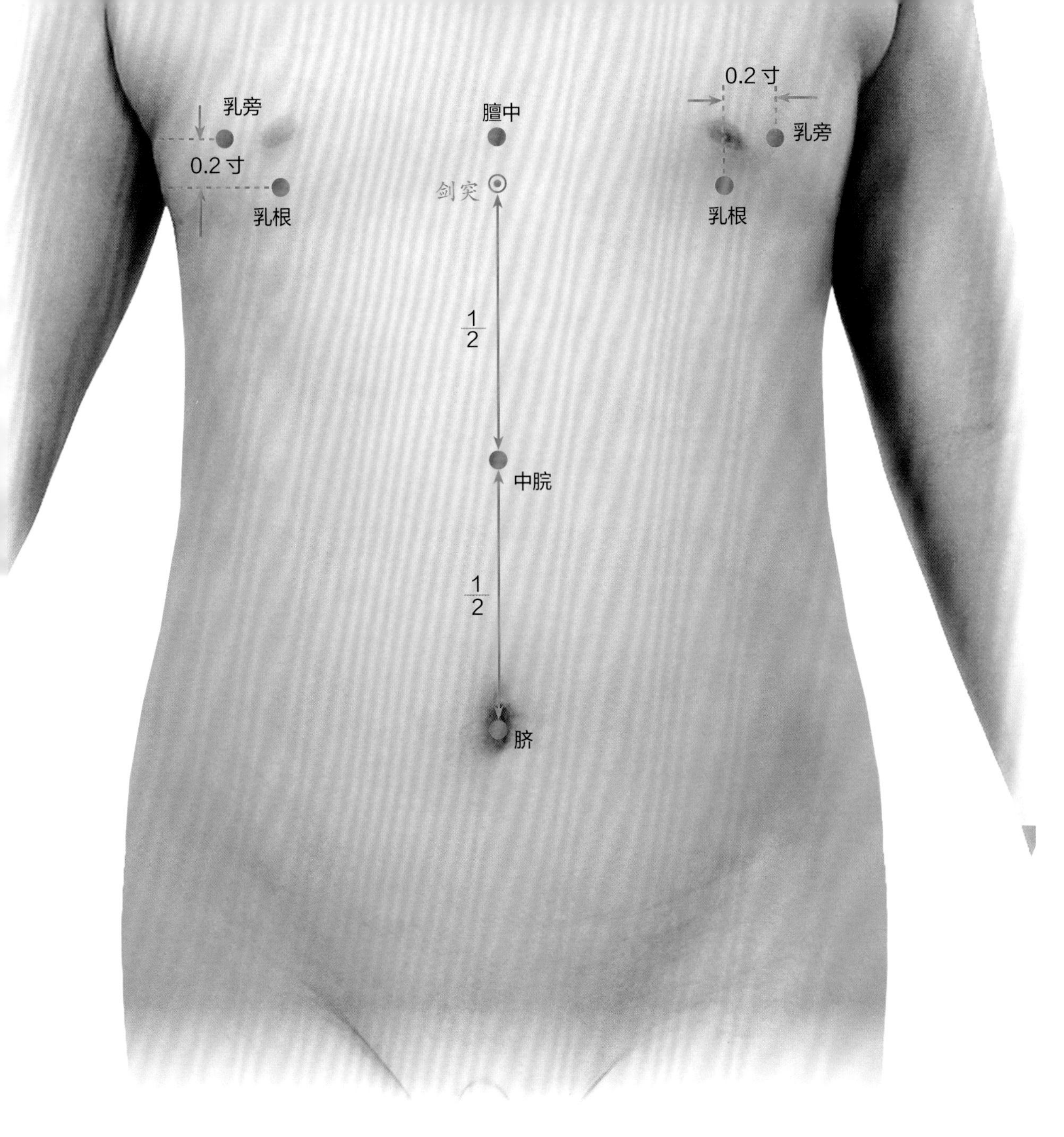

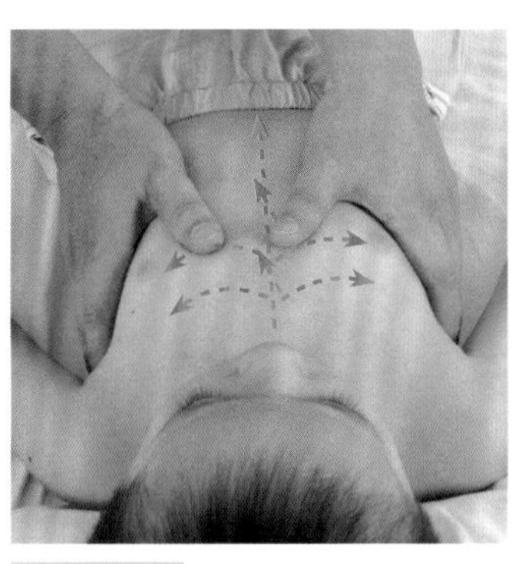

开璇玑 按摩者两拇指由小儿璇玑穴开始，顺着肋间隙向两旁分推；再由鸠尾向下直推至神阙；然后顺时针摩腹或在脐两旁推拿；最后从脐中向下推至小腹。

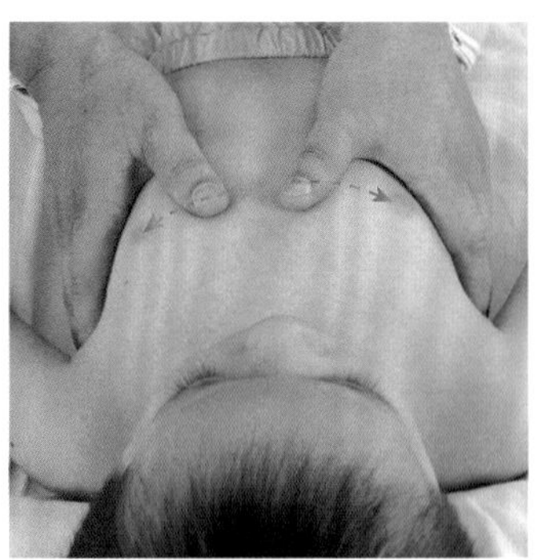

分推膻中 两拇指自穴中向两旁分推至乳头。推 100~300 次。

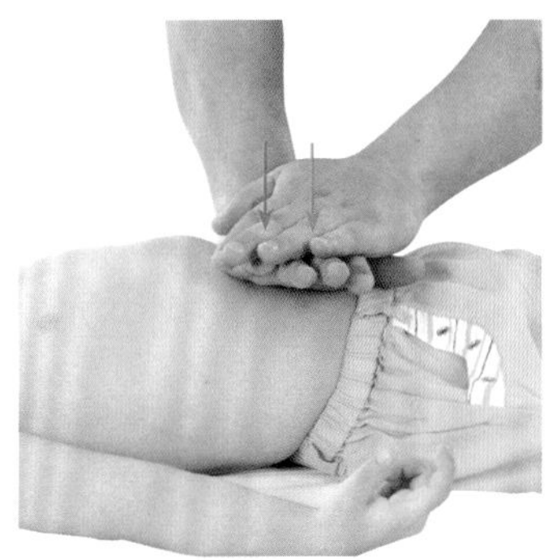

按中脘 用指端或掌根按揉。一般揉 100~300 次。

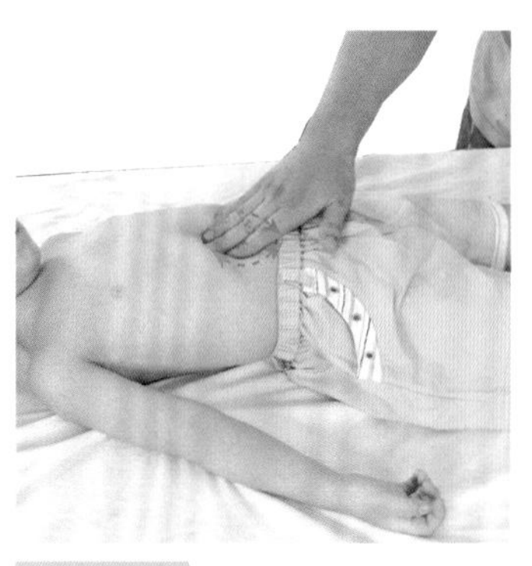

揉中脘 用指端或掌根按揉。一般揉 100~300 次。

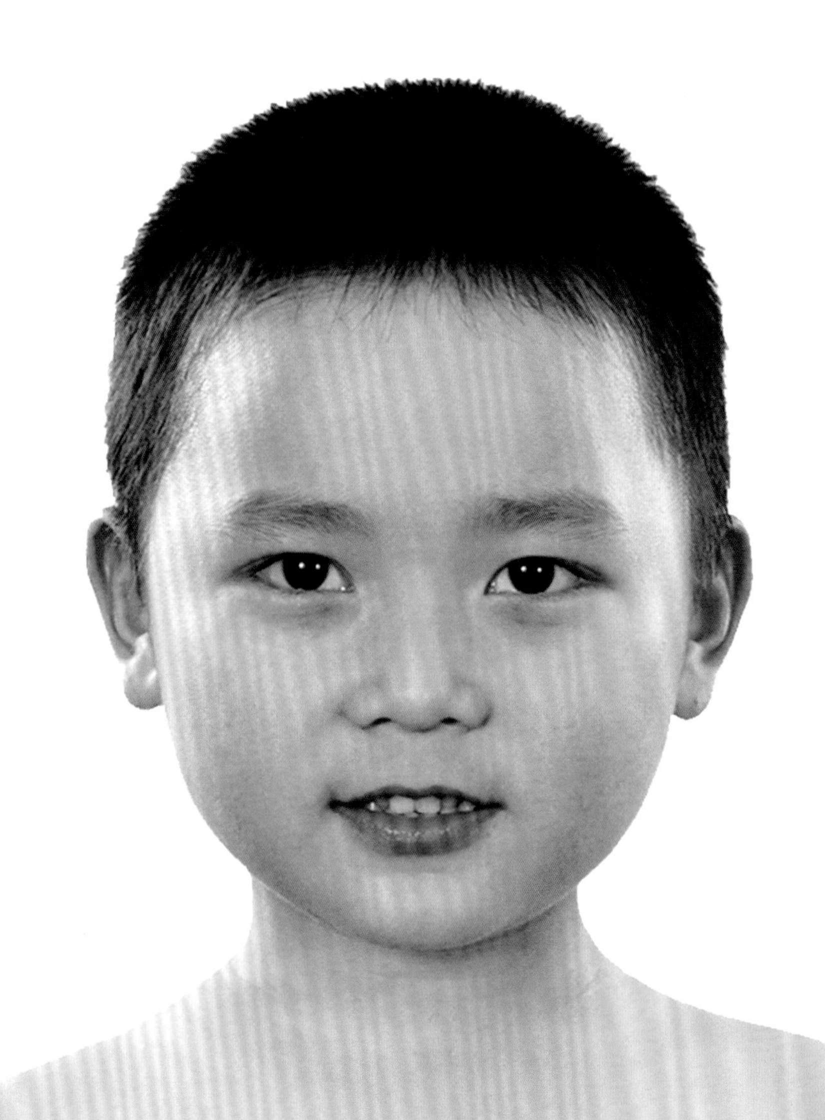

穴位	定位	按摩方法	功效主治
腹	腹部	摩法或推法：用掌心或四指指面摩 5 分钟，或以两拇指指腹沿肋弓角边缘向两旁分推（称分推腹阴阳）200~300 次	消食导滞，理气和胃。主治腹痛、腹胀、呕吐、腹泻（泄泻）、便秘、消化不良
胁肋	自腋下两胁至天枢穴处	搓法：用双手掌自两胁腋下至天枢穴搓摩 50~100 次	顺气化痰，除胸闷，开积聚。主治胁痛、胸闷、疳积（营养不良）、气急痰喘、肝脾肿大
天枢	腹中部，距脐中 2 寸	揉法：以食指、中指两指分别揉 50~100 次	疏调大肠，理气消滞。主治腹胀肠鸣、绕脐腹痛、腹泻（泄泻）、便秘、痢疾
气海	脐下 1.5 寸	揉法或按法：用拇指或中指或掌根揉 50~100 次，或用拇指或中指指端点按 1 分钟	调气，补元气。主治腹痛、腹胀、腹泻（泄泻）、便秘、遗尿（尿床）
肚角	脐下 2 寸，前正中线旁开 2 寸	按法或拿法：用拇指、食指、中指三指作拿法，或用中指指端按，各 3~5 次	止腹痛，消腹胀。主治腹胀、腹痛、泻痢
丹田	脐下 2 寸与 3 寸之间	揉法或摩法：用食指、中指、无名指三指揉 30~50 次，或用食指、中指、无名指三指摩 5 分钟	培肾固本，温补下元，分清泌浊。主治少腹痛、遗尿（尿床）、脱肛、小便赤少

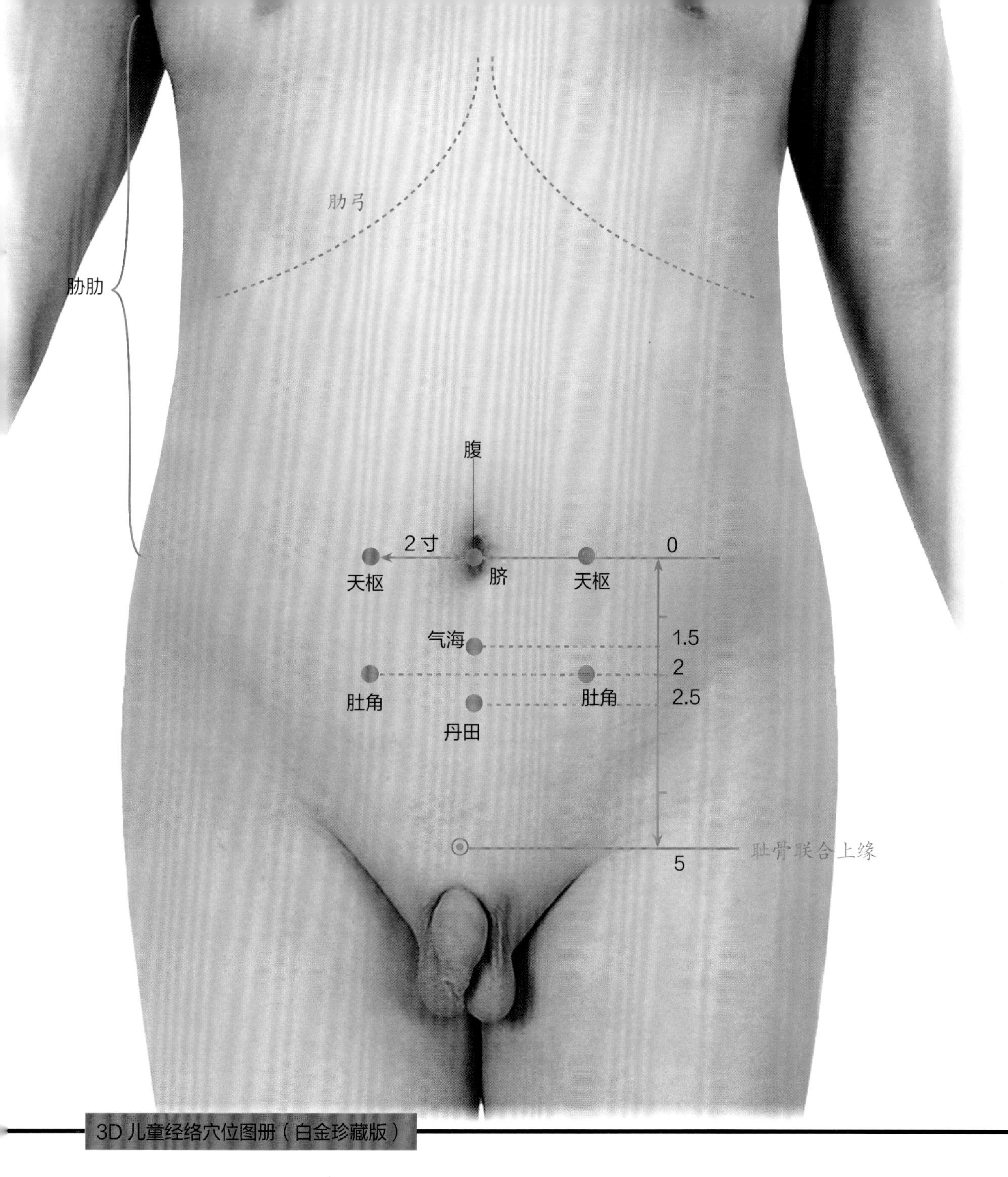

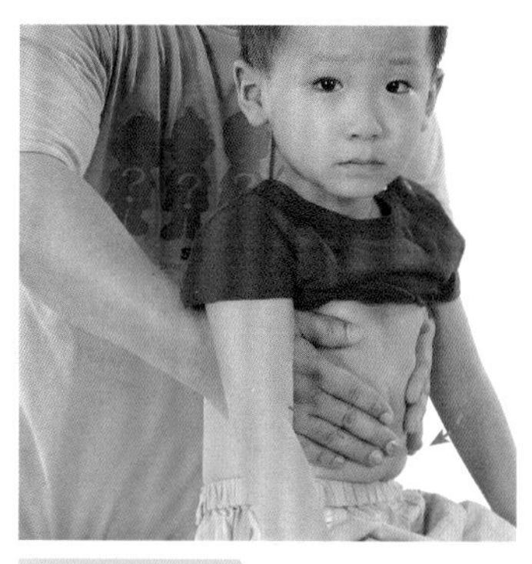

按弦搓摩 两手掌面着力，轻贴在小儿两侧胁肋部，对称性地搓摩至肚角处，手法自上而下，不可逆之。以 50~500 次为宜。

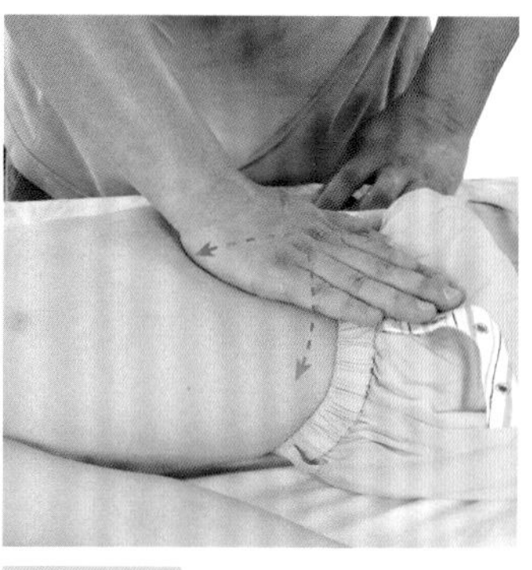

摩腹 小儿仰卧，按摩者以全掌或食指、中指、无名指三指指面摩上腹部。摩 3~5 分钟。

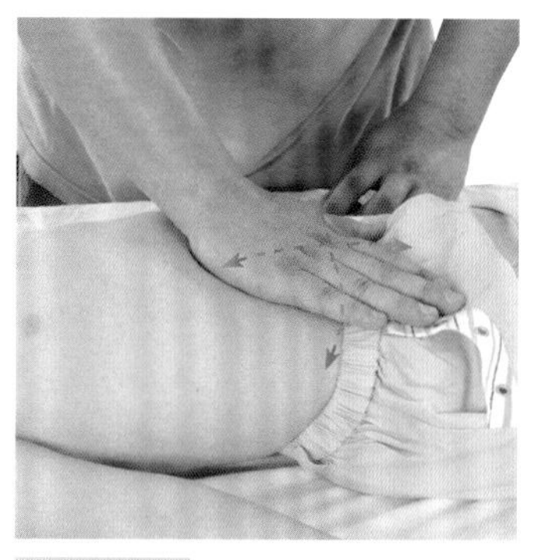

摩脐 用指端或掌根摩。摩 3~5 分钟。

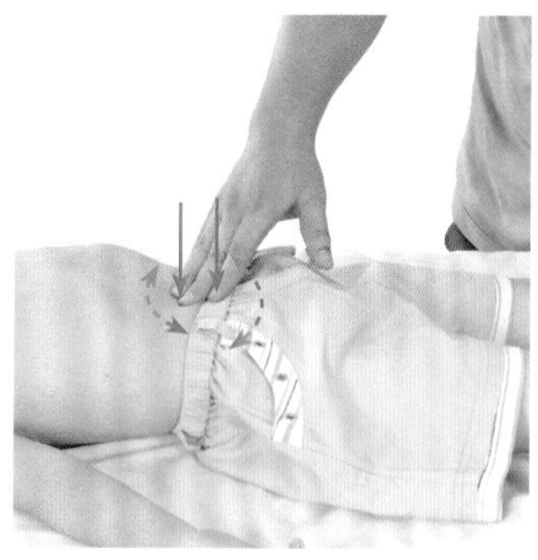

揉脐 用指端按揉。一般揉 100~300 次。

背部穴位及按摩手法

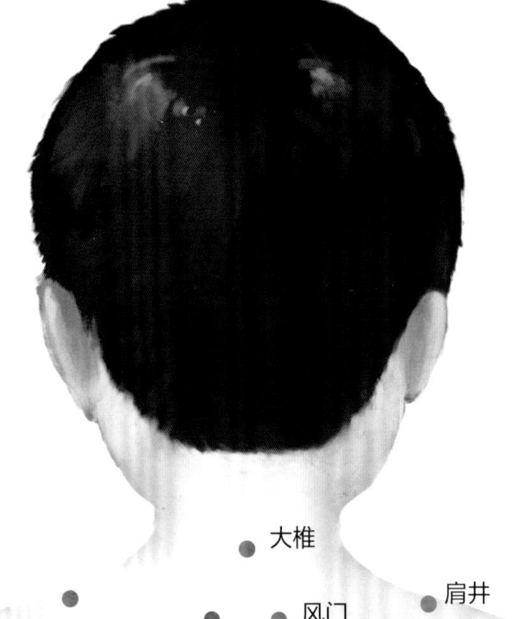

脊部经典按摩手法

捏脊

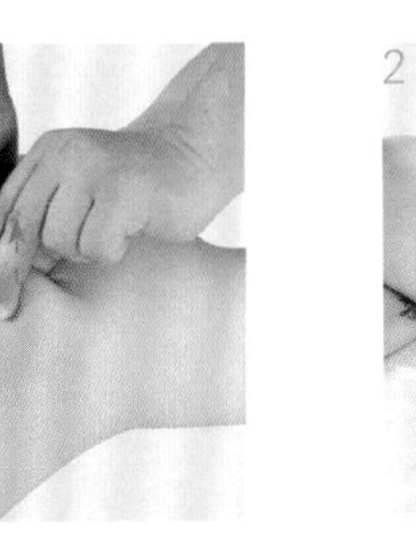

本法是治疗小儿消化不良、厌食、腹泻（泄泻）等消化道疾病的有效手法，还可用于小儿保健，增强抵抗力。

揉龟尾并推七节骨

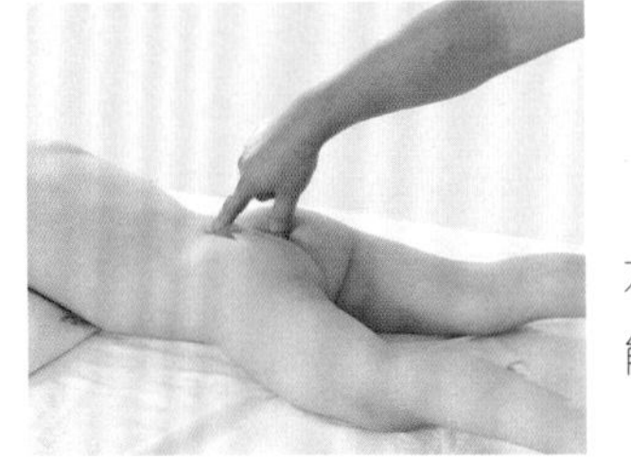

本法有通便止泻、调节大肠功能的作用。

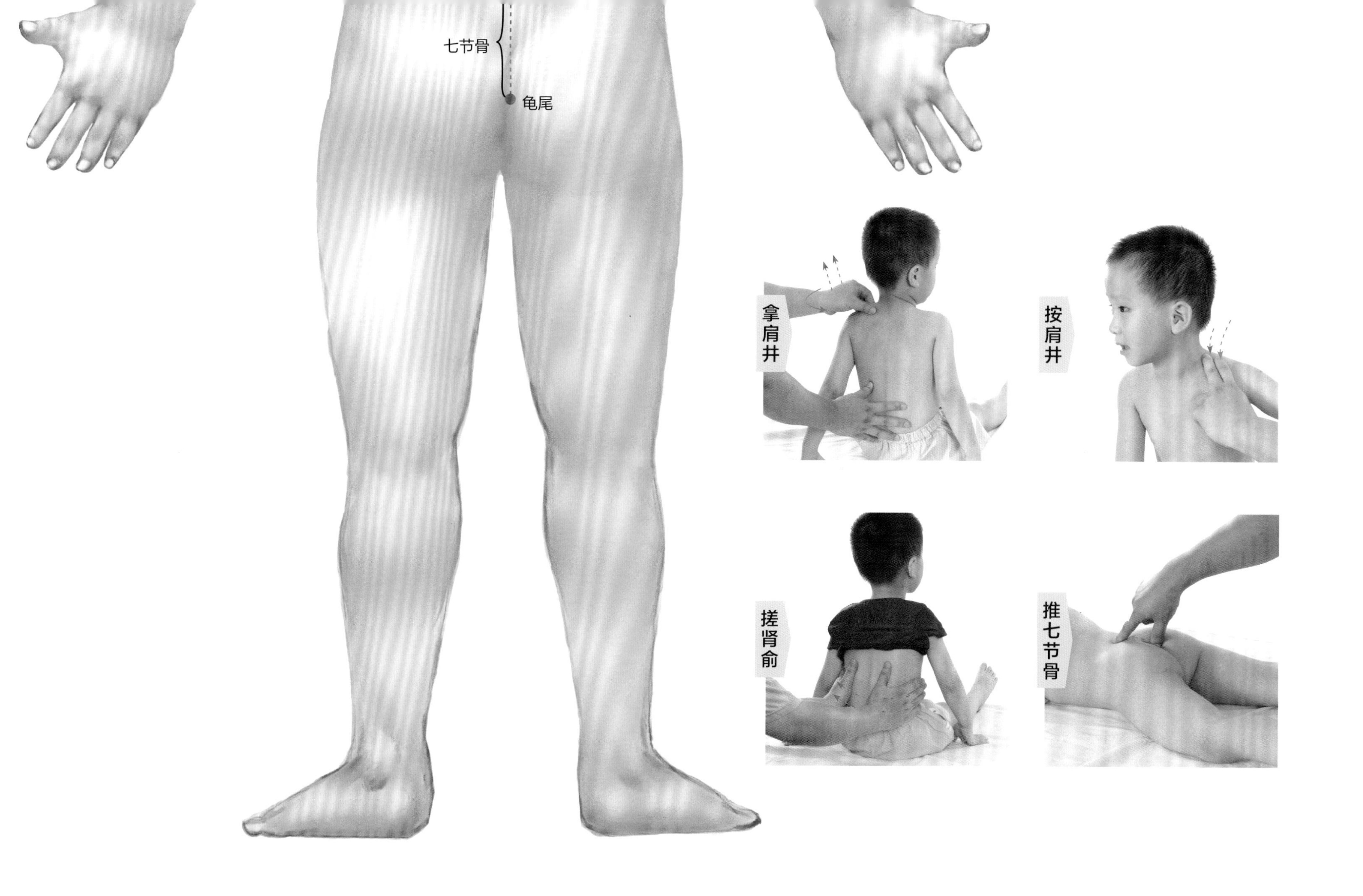
七节骨
龟尾
拿肩井
按肩井
搓肾俞
推七节骨

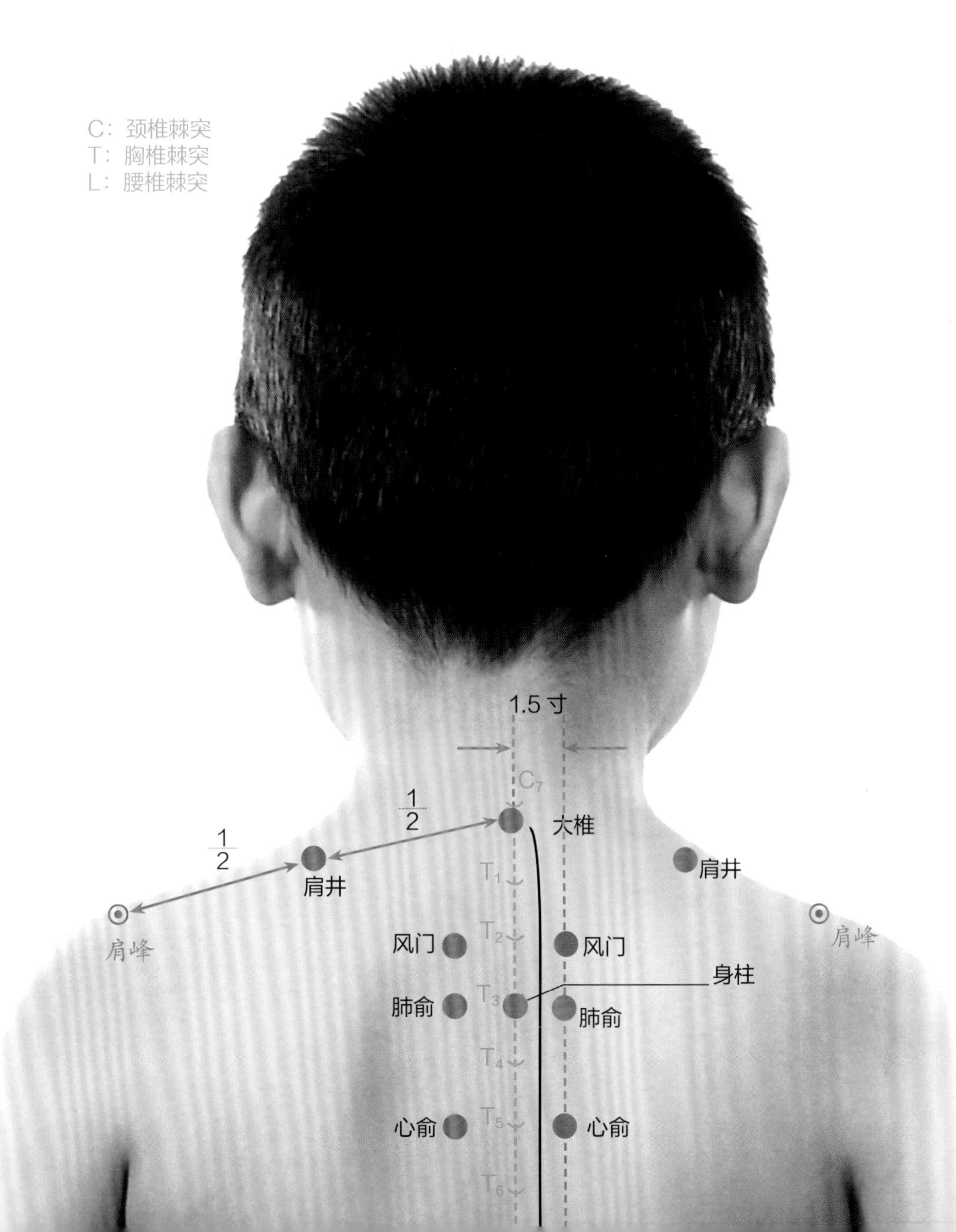

穴位	定位	按摩方法	功效主治
大椎	第 7 颈椎棘突下	揉法或捏法：以右手中指指端揉 30~50 次，或用两手食指、中指屈曲挤捏至局部皮肤充血潮红	疏风解表，通经活络。主治感冒、发热、咳嗽、抽搐、癫痫
肩井	大椎与肩峰连线中点	拿法或按法：以拇指、食指对称用力提拿 3~5 次，或用拇指指端按 1 分钟	发汗解表，宣通气血。主治感冒、抽搐、癫痫、上肢活动不利、颈项疼痛
风门	第 2 胸椎棘突下旁开 1.5 寸	揉法：以两手食指、中指指端揉 50 次	止咳平喘，解表通络。主治感冒、咳嗽、痰喘
身柱	第 3 胸椎棘突下凹陷中	揉法：以两手食指、中指指端揉 50 次	宣肺清热，宁神镇咳。主治腰脊强痛、小儿急惊风、支气管哮喘
肺俞	第 3 胸椎棘突下，旁开 1.5 寸	揉法或推法：以食指、中指指端或两拇指指端揉 50~100 次，或两拇指指端分别自肩胛骨内缘由上向下分推 100~200 次	调肺气，补虚损，止咳嗽。主治咳嗽、气喘、盗汗、感冒、发热
心俞	第 5 胸椎棘突下，旁开 1.5 寸	揉法：以食指、中指指端或两拇指指端揉 50~100 次	宽胸理气，通络安神。主治心房纤颤、心动过速、癫痫、胃出血、食道狭窄、背部软组织损伤
膈俞	第 7 胸椎棘突下，旁开 1.5 寸	揉法：以食指、中指指端或两拇指指端揉 50~100 次	理气宽胸，活血通脉。主治神经性呕吐、淋巴结结核、小儿营养不良、荨麻疹、哮喘、支气管炎
肝俞	第 9 胸椎棘突下，旁开 1.5 寸	揉法：用两手拇指指端揉 50~100 次	疏肝利胆，理气明目。主治黄疸、眩晕、目赤、胁痛、脊背痛

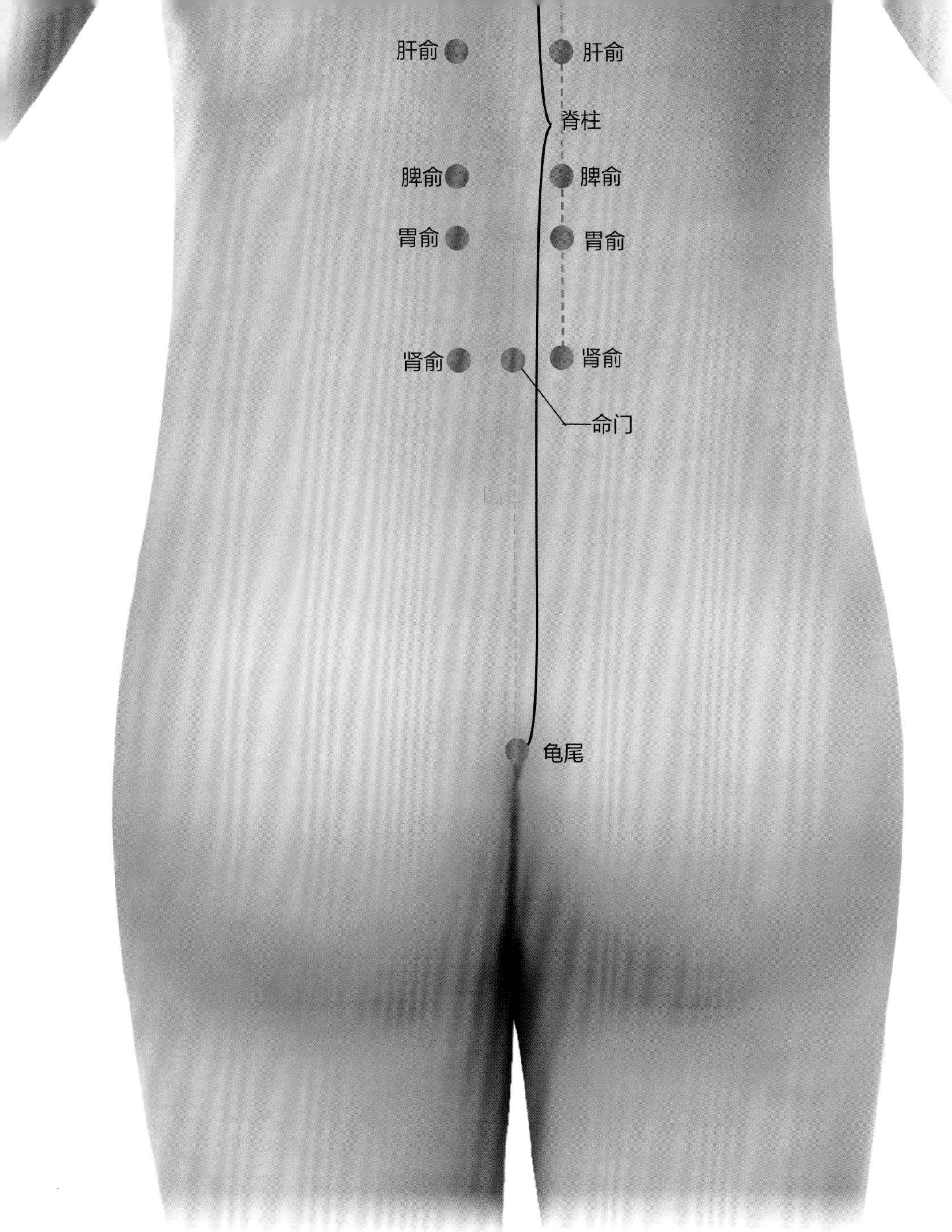

肝俞 肝俞 脊柱 脾俞 脾俞 胃俞 胃俞 肾俞 肾俞 命门 龟尾

续表

穴位	定位	按摩方法	功效主治
脊柱	大椎直下至尾骨端长强穴成一直线	推法或捏法：用食指、中指两指指面在背部自上向下直推 50~100 次，或用捏脊法自下而上捏提 3~5 遍	调和阴阳，补益气血，培补元气，强健脾胃，清热退烧。主治发热、感冒、腹泻（泄泻）、腹痛、恶心、呕吐、疳积（营养不良）、便秘、抽搐、癫痫、夜啼、脱肛、遗尿（尿床）等
脾俞	第 11 胸椎棘突下，旁开 1.5 寸	揉法：以食指、中指指端或两拇指指端揉 50~100 次	健脾胃，助运化，祛水湿。主治厌食、腹胀、呕吐、腹泻（泄泻）、便血、黄疸、胁痛、水肿
胃俞	第 12 胸椎棘突下，旁开 1.5 寸	揉法：以食指、中指指端或两拇指指端揉 50~100 次	健脾和胃。主治胃脘痛、胸胁痛、腹胀、呕吐、肠鸣、完谷不化（消化不良，大便里含有未消化的食物）
肾俞	第 2 腰椎棘突下，旁开 1.5 寸	揉法：以食指、中指指端或两拇指指端揉 50~100 次	滋阴壮阳，补益肾气。主治腰膝酸痛、遗尿（尿床）、小便频数、水肿
命门	第 2 腰椎棘突下凹陷中	揉法：以食指、中指指端或两拇指指端揉 50~100 次	补肾壮阳。主治遗尿、汗不出、小儿惊风

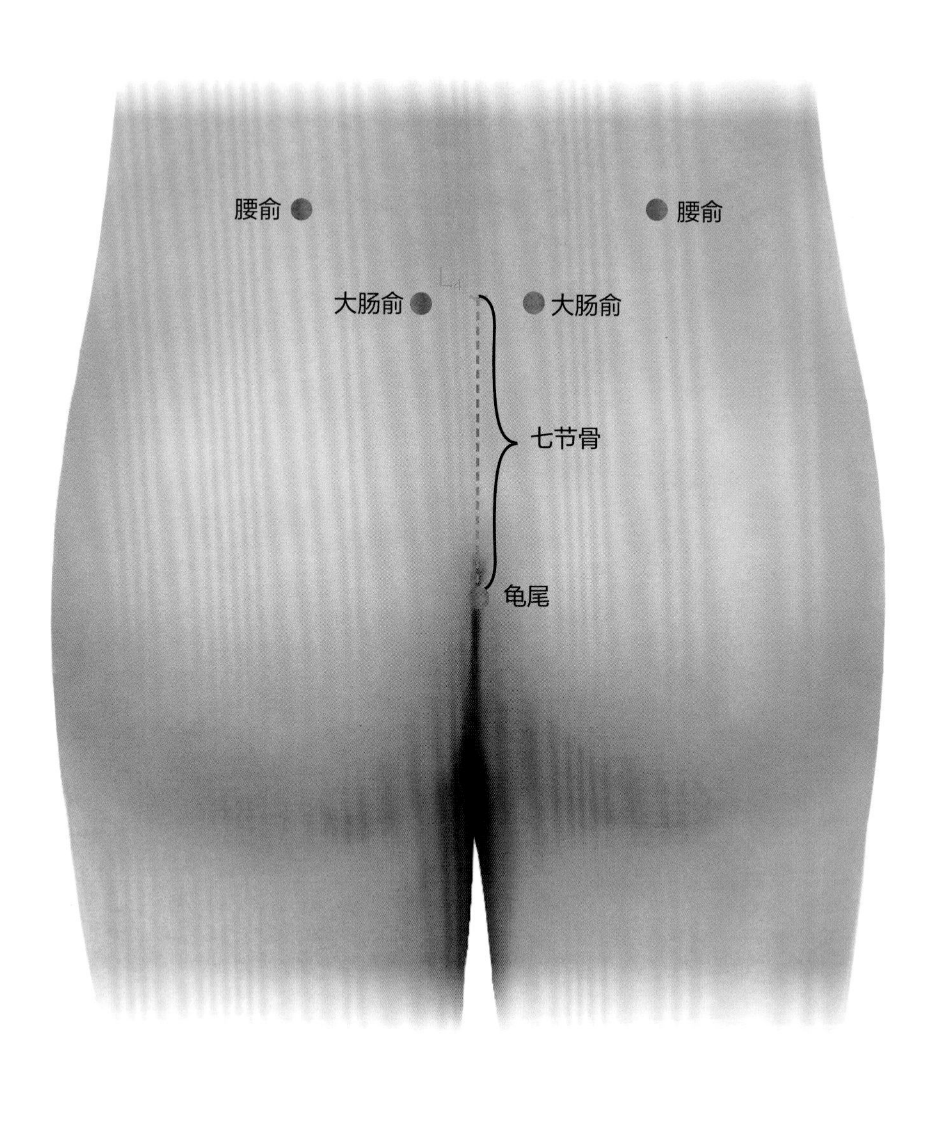

穴位	定位	按摩方法	功效主治
大肠俞	第 4 腰椎棘突下，旁开 1.5 寸	揉法：用两手拇指指端揉 50~100 次	通便，止痛。主治腹痛、腹胀、肠鸣、腹泻（泄泻）、便秘
腰俞	第 3 腰椎棘突下，旁开 3 寸	揉法：用两拇指或食指、中指指端揉 50~100 次	通经活络。主治腰痛、腹泻（泄泻）
七节骨	第 4 腰椎至尾骨端成一直线	推法：用拇指桡侧面或食指、中指螺纹面，自下向上或自上向下直推 100~500 次。分别称为推上七节骨和推下七节骨	温阳止泻，益气通便。主治腹泻（泄泻）、便秘、腹胀、脱肛
龟骨	尾椎骨端	揉法：用拇指或中指指端揉 100~300 次	止泻，通便。主治腹泻（泄泻）、痢疾、便秘、脱肛、遗尿（尿床）

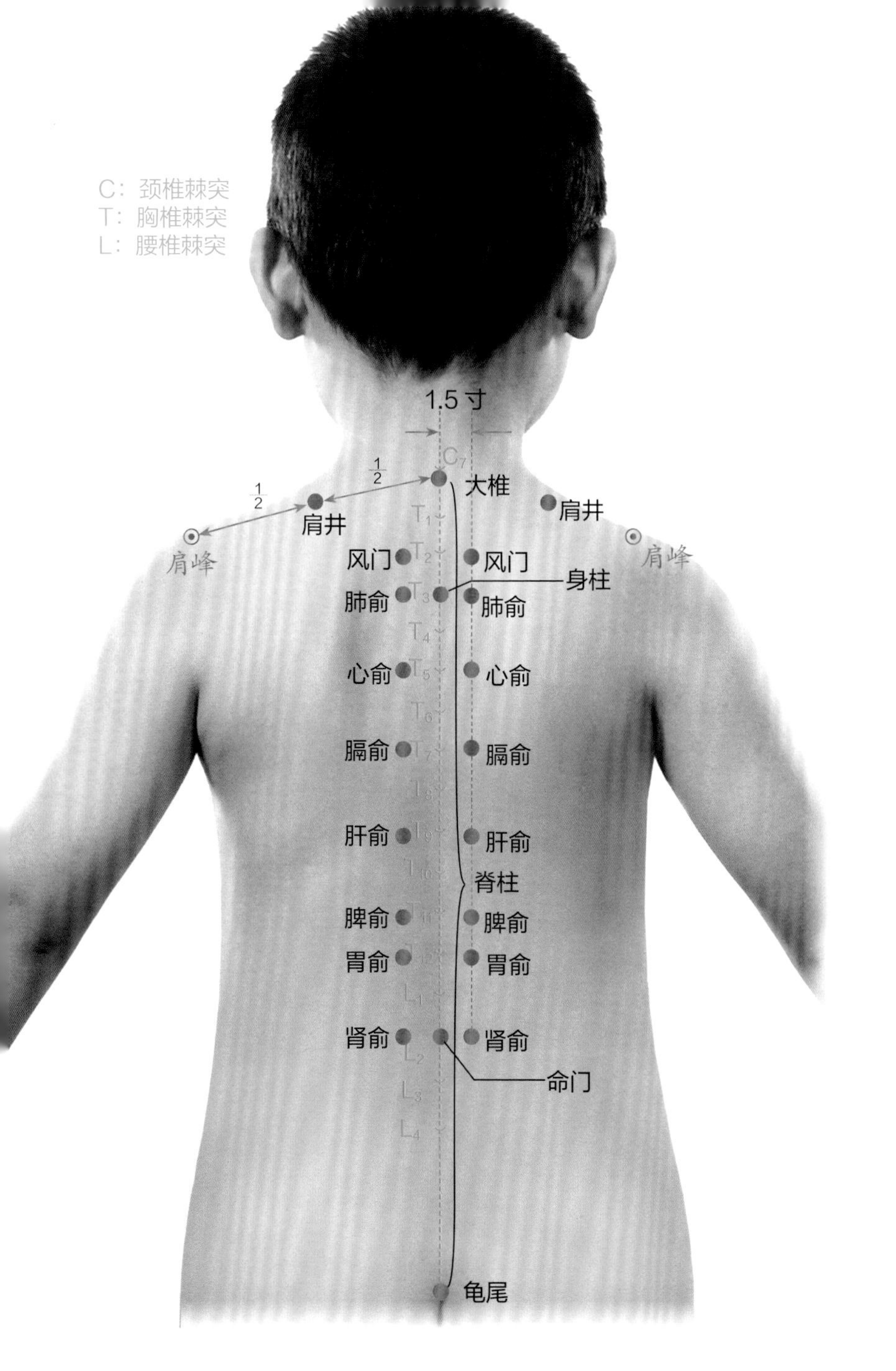

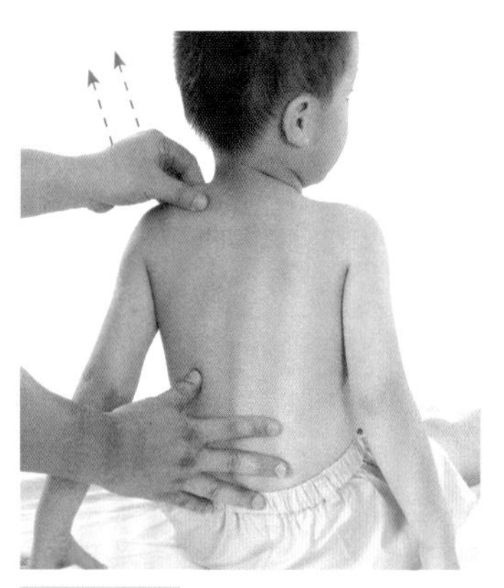

拿肩井 用拇指与食指、中指两指对称用力提拿本穴。拿3~5次。

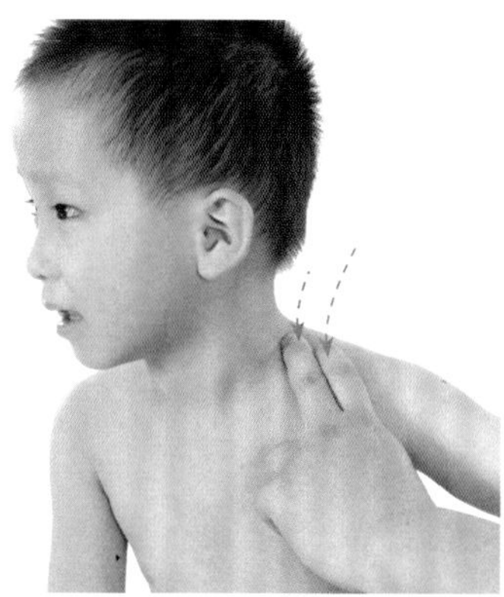

按肩井 用指端按穴位，按0.5~1分钟。本法是诸法推毕的结束手法，又称为总收法。

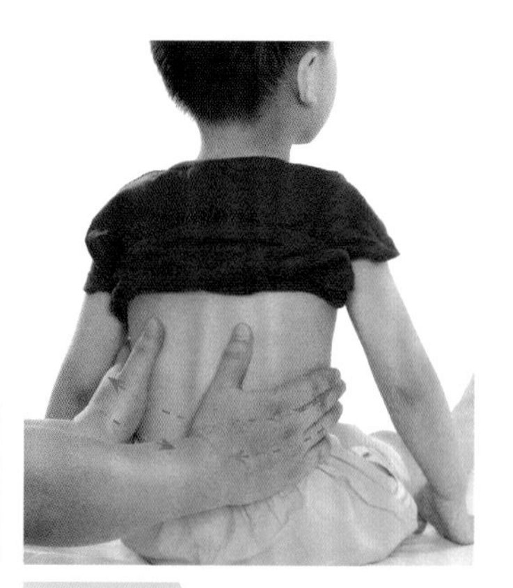

搓肾俞 双手掌挟住肾俞处，交替用力向相反方向来回搓动，同时上下往返移动。

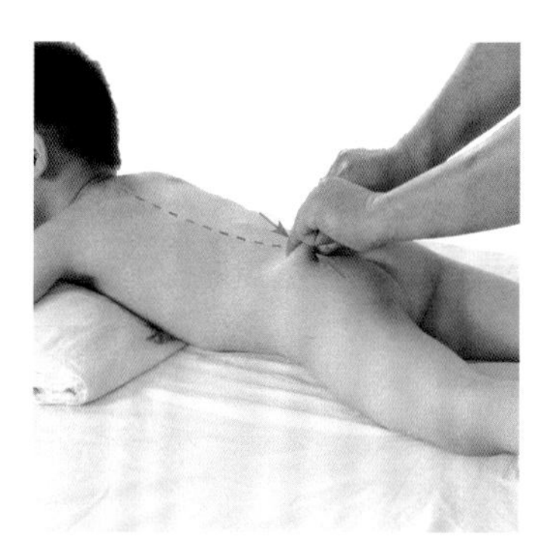

捏脊 小儿俯卧，按摩者用双手拇指、食指自小儿腰骶部开始把皮肤捏起，自下而上捏提至大椎穴处。一般捏3~5遍，以脊柱两侧皮肤微有潮红为有效。

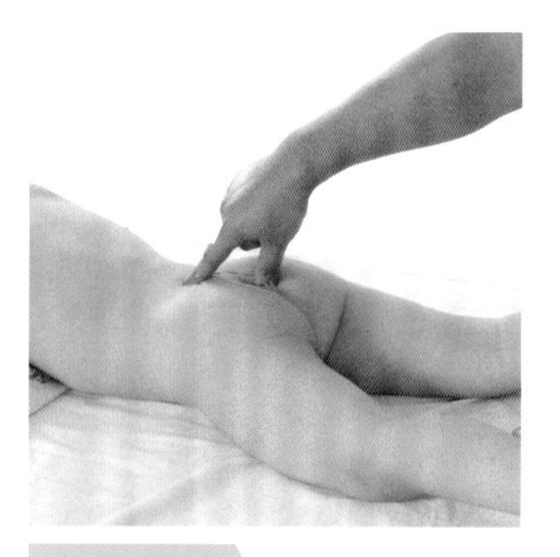

推七节骨 用拇指面或食指、中指两指面自下向上或自上向下作直推。推100~500次。

上肢穴位及按摩手法

上肢部经典按摩手法

运水入土

1 2

本法有健脾、润燥、通便的作用。

打马过天河

1 2

本法可以清火退热，用于治疗一切热病发热。

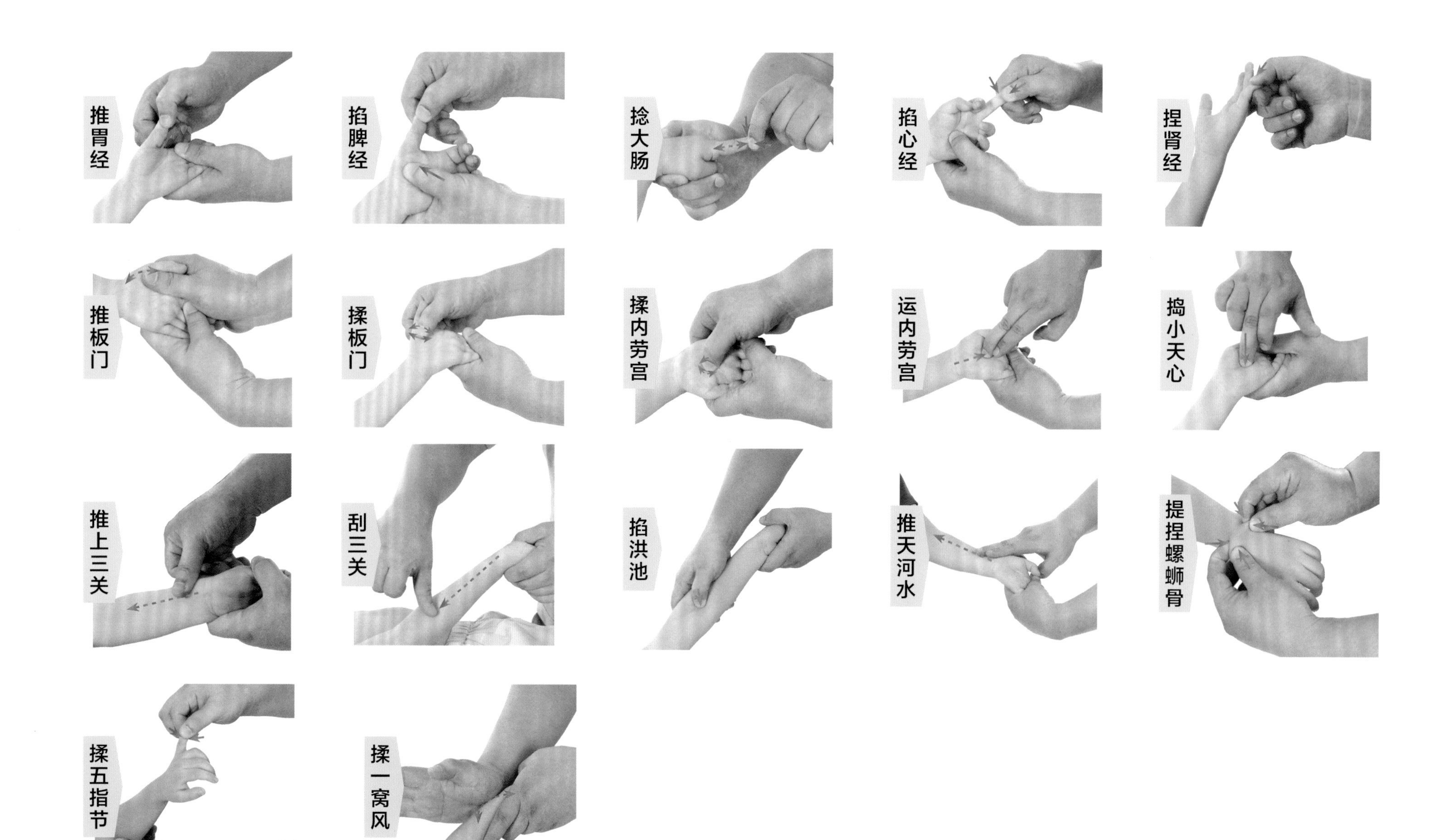
推胃经
掐脾经
捻大肠
掐心经
捏肾经
推板门
揉板门
揉内劳宫
运内劳宫
捣小天心
推上三关
刮三关
掐洪池
推天河水
提捏螺蛳骨
揉五指节
揉一窝风

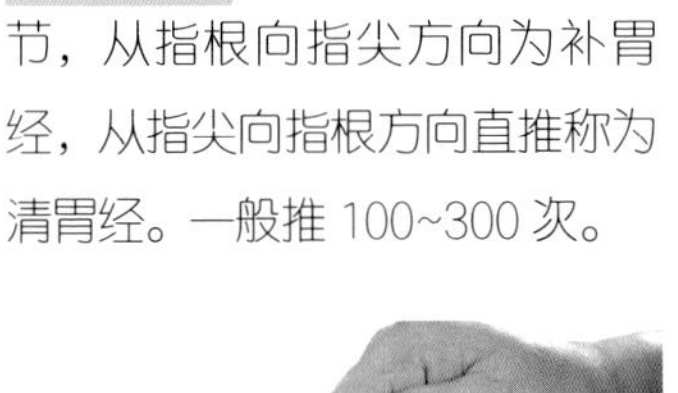

清胃经 旋推拇指掌面第1节，从指根向指尖方向为补胃经，从指尖向指根方向直推称为清胃经。一般推100~300次。

掐脾经 用拇指指甲掐之。一般掐3~5次。

捻大肠 用拇指和食指螺纹面挟住小儿的食指两侧，快速捻搓的同时，沿大肠做往返移动。一般操作0.5~1分钟。

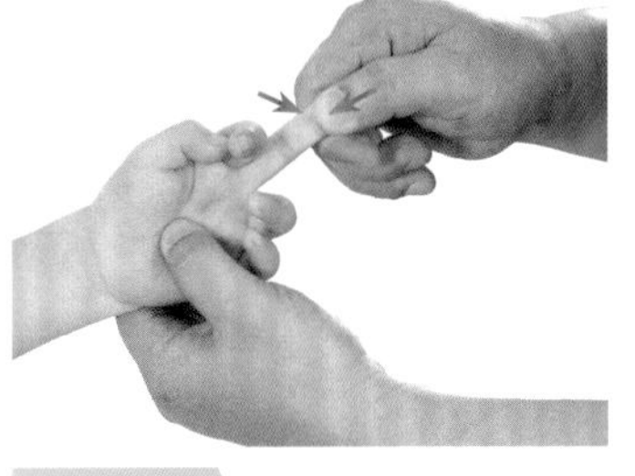

掐心经 用拇指指甲掐之。一般掐3~5次。

运土入水 自小儿拇指脾经穴起，沿手掌根部、尺侧部至小指肾经穴。以50~100次为宜。

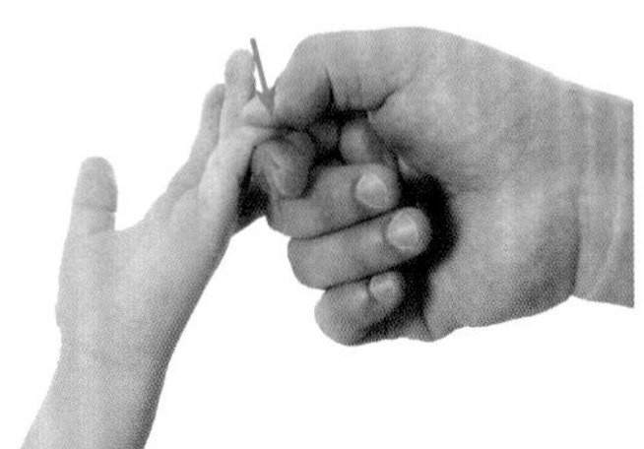

捏肾经 一般捏100~300次。

十宣

胃经
脾经
掌小横纹
小肠
大肠
小横纹
肾纹
肾经
肾顶
肝经
肺经
心经
四横纹

穴位	定位	按摩方法	功效主治
胃经	拇指掌面近掌端第 1 节，或大鱼际桡侧赤白肉际处	直推法：自指根（指横纹）向掌根（掌指横纹）方向直推 100~500 次，称补胃经；反之为清胃经	补胃经，可健脾和胃，消食化积；清胃经，可降逆止呕，泻胃火，清中焦湿热。主治烦渴善饥、食欲不振、呕恶、嗳气（打嗝）、吐血、鼻出血
脾经	拇指末节螺纹面或拇指桡侧缘	直推法：将儿童拇指微屈，从拇指桡侧边缘向指根方向直推，称补脾经；由指根向指端方向直推，称清脾经；自指尖到指根来回直推为平补平泻，称清补脾经。一般脾经多用补法，直推 100~500 次	补脾经，可健脾和胃，补益气血；清脾经，可清利湿热，消积导滞，化痰止呕。主治伤食（饮食不当，损伤脾胃）、腹泻、便秘、呕吐、痢疾、食欲不振、黄疸、精神萎靡
肝经	食指末端螺纹面	直推法：从食指掌面末节指纹向食指尖方向直推为清，称清肝经，反之为补肝经。一般肝经宜清不宜补，直推 100~500 次	平肝泻火，解郁除烦，和气生血。主治烦躁不安、五心烦热、口苦咽干、头痛、头晕、目赤、抽搐、癫痫
心经	中指末节螺纹面	直推法：自中指掌面末节指纹向指尖方向直推为清，称清心经，反之为补心经。一般心经宜清不宜补，直推 100~500 次	清心经可清心火；补心经可补气血，养心安神。主治高热神昏、五心烦热、口舌生疮、小便赤涩、心烦不安
肺经	无名指末节螺纹面	直推法：自无名指掌面末节指纹向指尖方向直推为清，称清肺经，反之为补肺经。直推 100~500 次	补肺经可补益肺气；清肺经可清泻肺热，止咳化痰。主治感冒、发热、咳嗽、气喘、胸闷、脱肛、虚汗怕冷
肾经	小指末节螺纹面，或小指尖至掌根尺侧边缘成一直线	直推法：从指根向指尖方向直推为补，称补肾经，反之为清肾经。直推 100~500 次	补肾经可温补下元，滋肾壮阳；清肾经可清热利尿。主治肾虚腹泻、遗尿(尿床)、虚喘、先天不足、久病体虚、膀胱湿热之小便赤涩
肾顶	小指顶端处	揉法：用拇指或中指指端按揉 100~500 次	固表止汗，收敛元气。主治盗汗、自汗、解颅（儿童囟门应合不合）
肾纹	手掌面，小指第 2 指间关节横纹处	揉法：用拇指端或中指端按揉 100~500 次	祛风明目，清热散结。主治高热、目赤肿痛、鹅口疮
大肠	食指桡侧缘，自食指尖至虎口成一直线	直推法：从食指尖向虎口直推为补，称补大肠，反之称清大肠。直推 100~300 次	补大肠可固肠止泻；清大肠可清利大肠湿热，消导积滞。主治腹泻(泄泻)、痢疾、便秘、脱肛、腹痛
小肠	小指尺侧边缘，自指尖到指根成一直线	推法：从指尖向指根方向直推为补，称补小肠，反之为清小肠。直推 100~300 次	分清泌浊，清热利尿。主治水泻（泻下稀水，如水下注）、遗尿（尿床）、小便赤涩、尿闭、口舌糜烂
四横纹	手掌面，食指、中指、无名指、小指的第 1 指间关节横纹处	掐法或推法：用拇指指甲依次掐揉 3~5 次，或四指并拢从食指横纹处向小指横纹处推 100~300 次	调和气血，消肿散结，退热除烦。主治腹胀痛、消化不良、抽搐、癫痫、疳积(营养不良)
小横纹	手掌面，食指、中指、无名指、小指掌指关节横纹处	掐法或推法：用拇指指甲依次掐 3~5 次，或以拇指指侧推 100~300 次	清热除烦，消肿散结。主治口疮、唇裂、烦躁、腹胀
掌小横纹	手掌面，小指根下，尺侧掌纹头	揉法：用拇指或中指指端按揉 100~500 次	清热化痰，开胸散结。主治口舌生疮、痰热喘咳、百日咳、肺炎、流口水(流涎)
十宣	手背十指尖端，距指甲游离缘 0.1 寸，左右各 5 穴，共 10 穴	掐法：用拇指指甲掐之，每穴各掐 5 次	清热，醒神，开窍。主治昏迷、中暑、高热、抽搐、癫痫

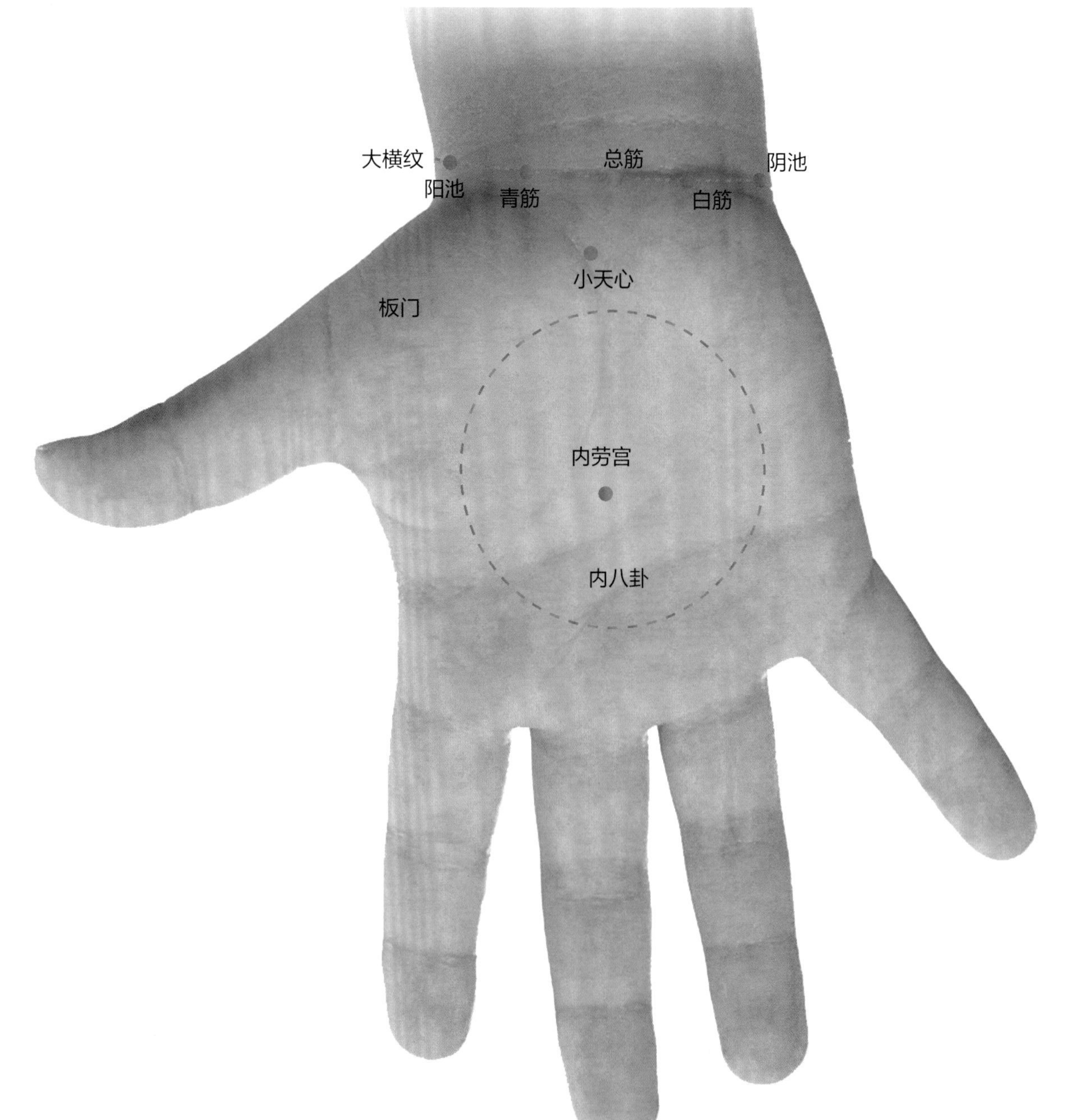

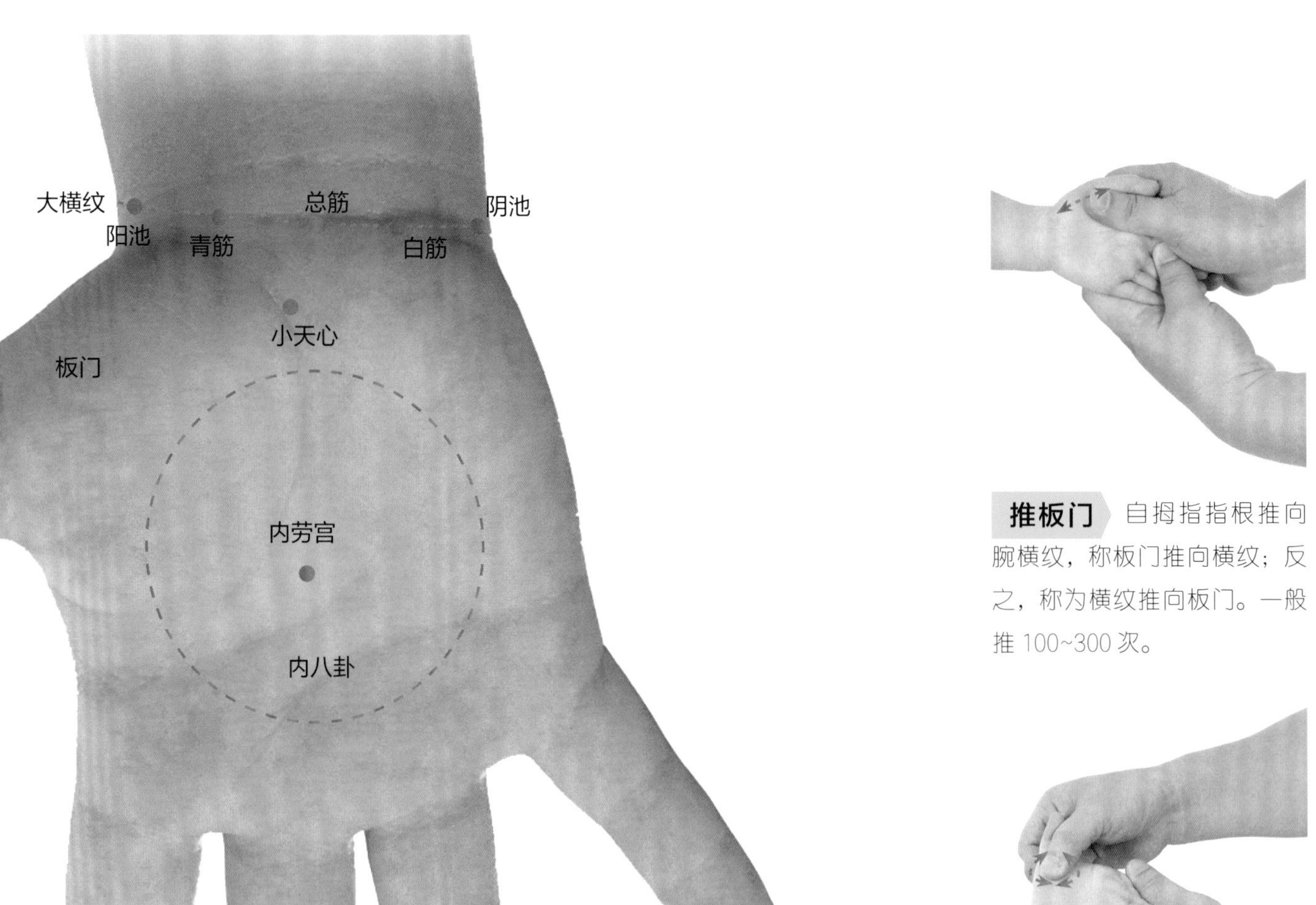

推板门 自拇指指根推向腕横纹，称板门推向横纹；反之，称为横纹推向板门。一般推 100~300 次。

揉板门 指端揉大鱼际。一般揉 100~300 次。

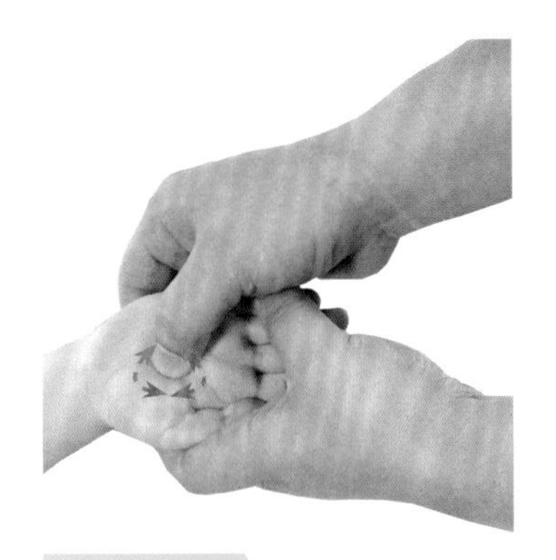

揉内劳宫 用指端揉，一般揉 100~300 次。

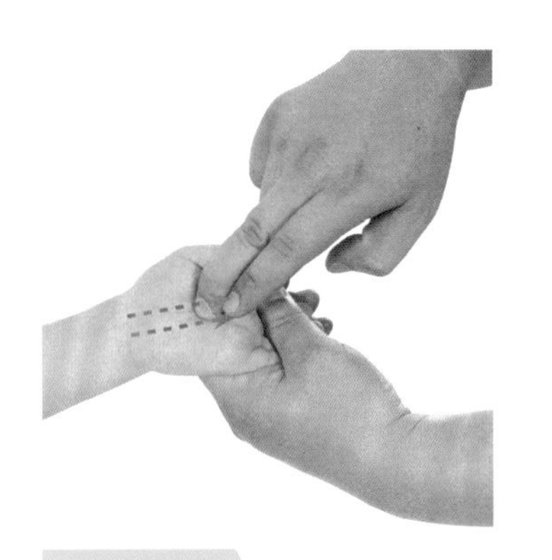

运内劳宫 用中指指端，经掌横纹、小天心掐运至内劳宫。

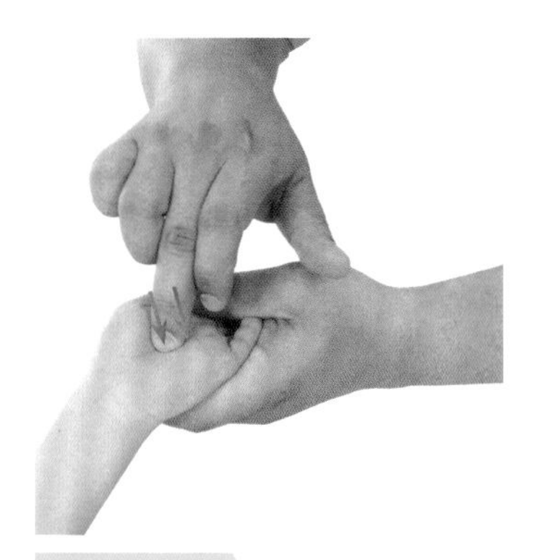

捣小天心 用中指指尖或屈曲的指间关节捣。捣 5~20 次。

穴位	定位	按摩方法	功效主治
大横纹	仰掌，掌后横纹。近拇指端称阳池，近小指端称阴池	分推或合推：用双手拇指自掌后横纹中点（总筋）向两侧分推，称分阴阳；自两旁向总筋处合推，称合阴阳。各推 30~50 次	平衡阴阳，调和气血，祛痰散结，行滞消食。主治腹泻（泄泻）、腹胀、痢疾、寒热往来（发热与恶寒交替出现）、呕吐、食积、烦躁不安、痰结咳嗽
总筋	掌后腕横纹中点	揉法或掐法：用拇指或中指按揉 100~300 次，或用拇指指甲掐 3~5 次	通调气机，清热止痉。主治癫痫、抽搐、夜啼、口舌生疮
青筋	总筋与阳池连线之中点	掐法或揉法：用拇指指甲掐 3~5 次，或用拇指指端揉 30~50 次	清心明目。主治目赤、视物模糊
白筋	总筋与阴池连线之中点	掐法或揉法：用拇指指甲掐 3~5 次，或用拇指指端揉 30~50 次	顺气化痰，开胸利膈。主治胸闷、痰喘
小天心	手掌面大小鱼际交接处凹陷中	揉法、掐法或捣法：用中指指端揉 100~300 次，或用拇指指甲掐 5~20 次，或用中指指尖或屈曲的指间关节捣 5~20 次	清热，镇惊，利尿，明目。主治烦躁不安、夜啼、癫痫、抽搐、目赤痛、小便赤涩
板门	手掌大鱼际平面	揉法或推法：用拇指、食指指端或指腹揉，或自拇指指根推向腕横纹（可止泻），亦可由腕横纹推向拇指指根（可止呕），各推 100~300 次	健脾和胃，消食化滞，止呕吐，除腹胀。主治食欲不振、食积、腹胀、呕吐、腹泻（泄泻）、嗳气（打嗝）
内劳宫	手掌心中，握拳时中指与无名指之间处	揉法或运法：用中指指端揉 100~300 次，或用中指指端自小指指根经掌小横纹、小天心运至内劳宫，10~30 次	发汗，清心火，补气除烦。主治发热、口疮、齿龈糜烂、虚烦内热
内八卦	手掌面，以手心为圆心，以圆心至中指根横纹约 2/3 处为半径作圆周	运法：用拇指或食指、中指作顺时针方向掐运 100~300 次	宽胸利膈，理气化痰，行滞消食。主治气喘、胸闷、心烦、咳嗽、呕吐、腹胀、腹泻（泄泻）

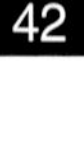

洪池
肘横纹
三关
天河水
六腑
大横纹
阳池
总筋
阴池

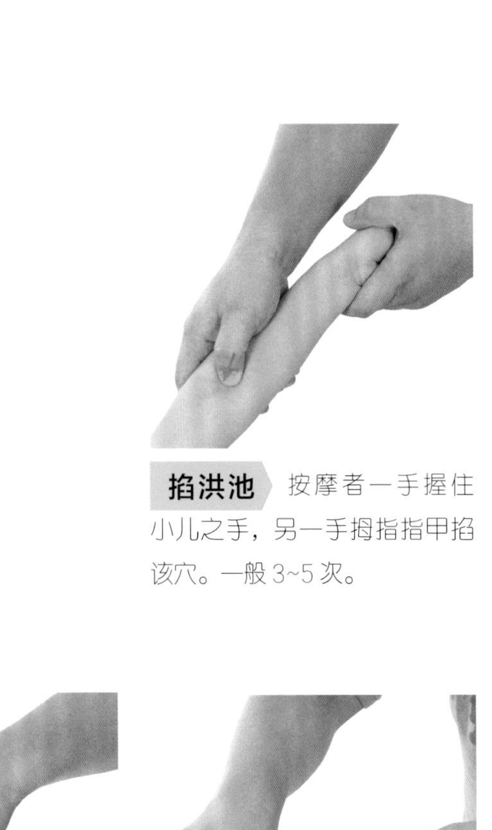

掐洪池 按摩者一手握住小儿之手，另一手拇指指甲掐该穴。一般 3~5 次。

推上三关 用拇指指面或食指、中指指面自腕横纹向上推至肘横纹。推 100~300 次。

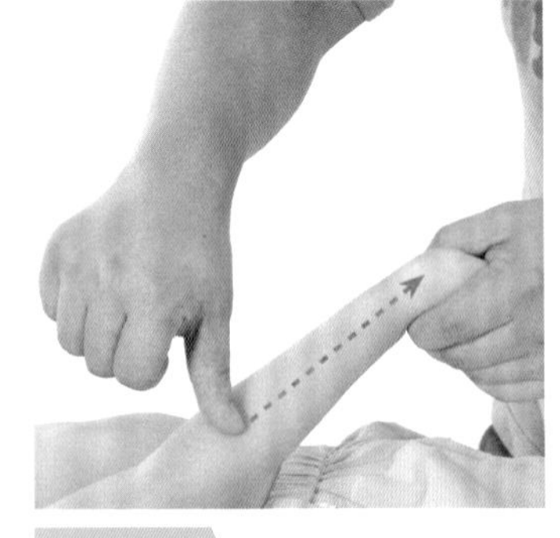

刮三关 用拇指桡侧缘，蘸清水、药水等润滑剂后，沿穴位做单方向的快速刮动。

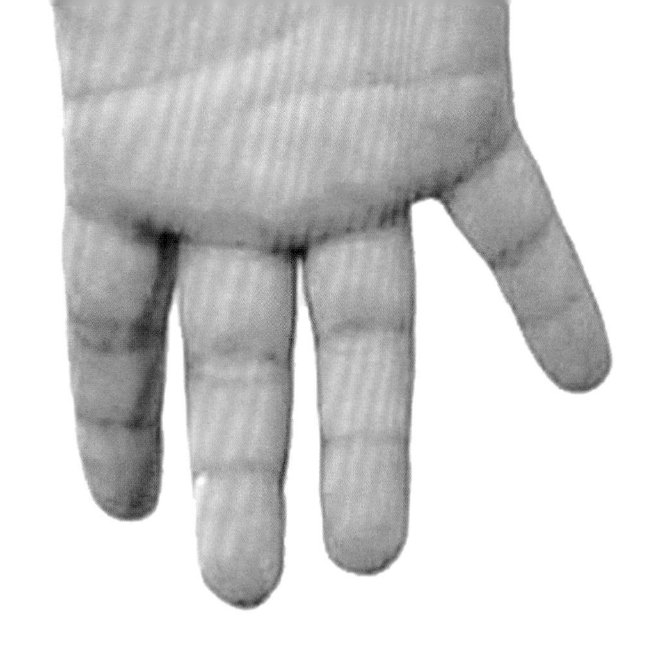

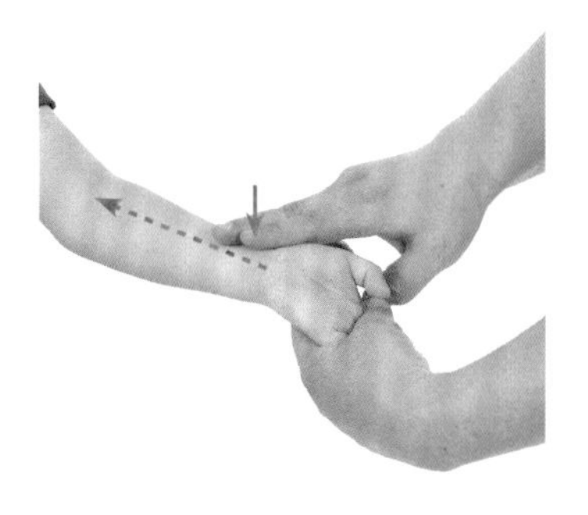

打马过天河 用一手捏住小儿四指，将掌心向上，用另一手的中指指面运内劳宫后，再用食指、中指、无名指三指由总筋起沿天河水打至洪池穴，或用食指、中指沿天河水弹击至肘弯处。弹击 20~30 遍。

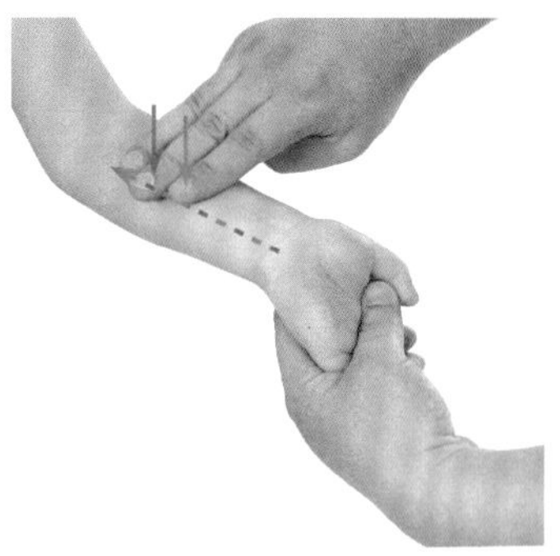

推天河水 用食指、中指、无名指三指由总筋起沿天河水打至洪池穴。以 20~30 次为宜。

穴位	定位	按摩方法	功效主治
洪池	肘横纹中，肱二头肌腱（肘部可摸到的一条大筋）的内（尺）侧	揉法、拿法或掐法：以拇指按揉 30~50 次，或用拇指和其他四指相对用力拿 3~5 次，或用拇指指甲掐 3~5 次	清心火，定惊镇静。主治肘臂痛、惊风（抽搐神昏）
天河水	前臂掌侧正中，自腕横纹中点至肘横纹中点（即总筋至洪池）成一直线	直推法：用食指、中指两指指腹面自腕横纹推至肘横纹，称清天河水；或用食指、中指沾水自总筋处，一起一落弹打，如弹琴状，直至洪池，同时一面用口吹气随之，称打马过天河。各 100~300 次	清热解表，泻心火，除烦躁，化燥痰。主治外感发热、高热、烦躁不安、口渴、抽搐、癫痫
六腑	前臂尺侧，从肘横纹至腕横纹成一直线	直推法：用拇指指面或食指、中指螺纹面自肘向腕直推 100~300 次，称退六腑，为大凉之法。注意：若儿童平素大便溏薄（稀软），脾虚腹泻则慎用本法	清热，解毒，凉血。主治高热、烦渴、抽搐、癫痫、鹅口疮、咽喉肿痛、热痢、大便干燥
三关	前臂桡侧，腕横纹至肘横纹成一直线	直推法：食指、中指两指并拢，用指腹面自腕横纹或拇指桡侧直推至肘横纹 100~300 次。此为大热之法	温阳散寒，益气活血，培补元气，发汗解表。主治气血虚弱、阳虚肢冷、腹痛、腹泻（泄泻）、风寒感冒、疹出不透

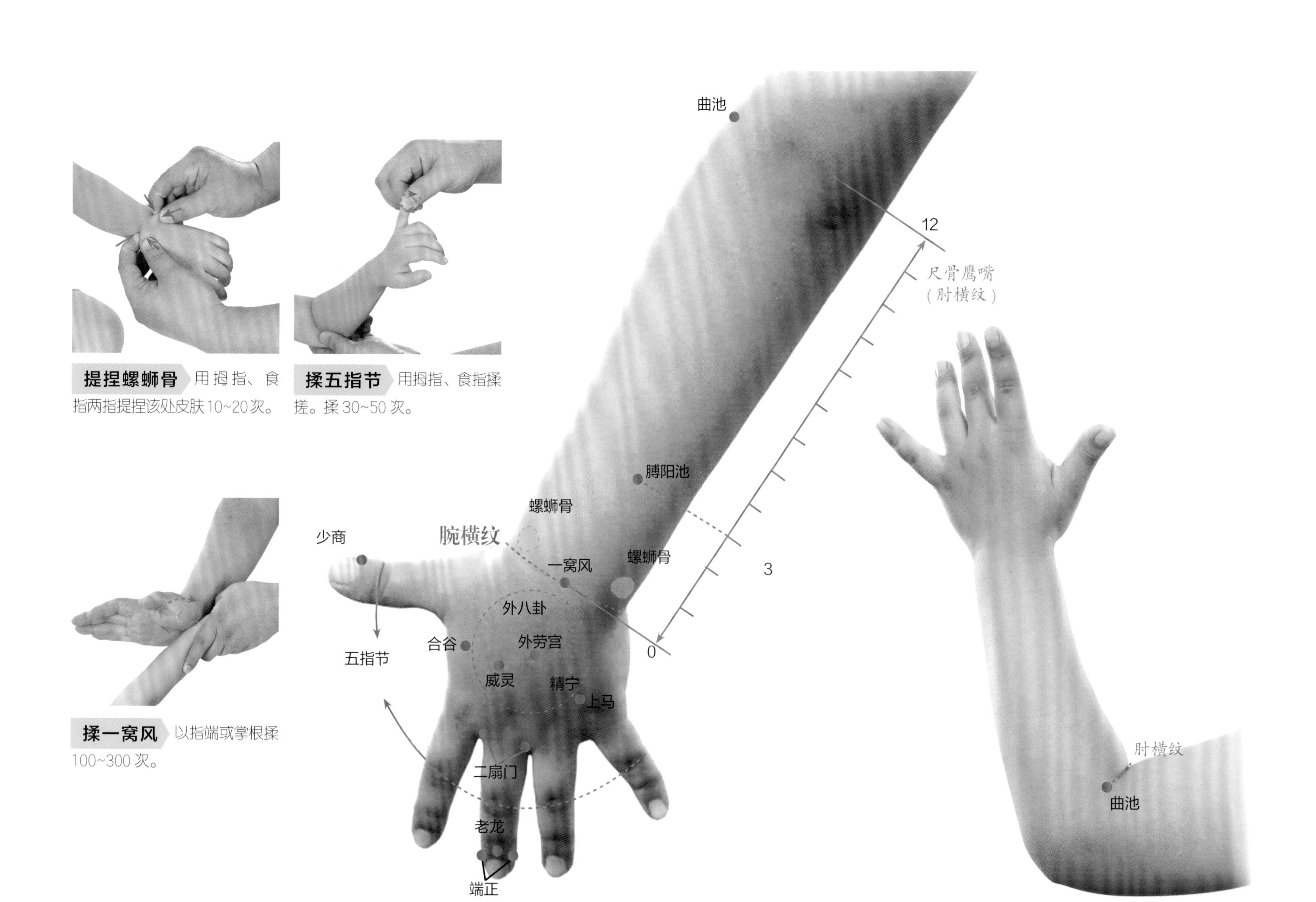

提捏螺蛳骨 用拇指、食指两指提捏该处皮肤10~20次。

揉五指节 用拇指、食指揉搓。揉30~50次。

揉一窝风 以指端或掌根揉100~300次。

穴位	定位	按摩方法	功效主治
曲池	肘横纹外侧端凹陷中	揉法：用拇指或中指指端按揉 100~200 次	发汗解表，开窍通络。主治发热、咽喉肿痛、齿痛、瘾疹、吐泻
膊阳池	手背，一窝风后 3 寸处	掐法或揉法：用拇指指甲掐或指端揉，各 50~100 次	通大便，利小便，止头痛。主治大便秘结、小便赤涩、感冒头痛
螺蛳骨	腕部两侧骨突起处，即尺、桡骨茎突处	捏法：用食指、拇指提捏该处皮肤 10~20 次	健脾镇惊，退热。主治消化不良、惊悸、腱鞘炎
少商	在手拇指末节桡侧，距指甲角 0.1 寸	掐法：以拇指指甲掐 5~10 次	清热散风，利咽止痛，开窍醒神。主治咽喉肿痛、发热、鼻出血、昏迷
一窝风	手背腕横纹正中凹陷处	揉法：用拇指或中指指端揉 100~300 次	通经络，温中行气，止痹痛，利关节。主治关节痹痛、腹痛肠鸣、伤风感冒
合谷	在手背第 1、2 掌骨间，当第 2 掌骨桡侧的中点处	掐法和揉法：用拇指指甲掐 5 次，继而用拇指指腹揉 50~100 次	开闭，泻热，镇惊止痛。主治头痛、齿痛、鼻出血、感冒、腹痛、便秘
威灵	手背外劳宫穴旁，第 2、3 掌骨间	掐法：用拇指指甲掐 3~5 次	醒神，开窍，镇惊。主治抽搐、癫痫、头痛、昏迷不醒
精宁	手背外劳宫旁，第 4、5 掌骨间	掐法：用拇指指甲掐 5~10 次。注意：体虚者慎用本法	行气，破结，化痰。主治疳积（营养不良）、痰喘、干呕
外劳宫	手掌中，与内劳宫相对	揉法或掐法：用食指、中指指端揉 100~300 次，或用指尖掐 3~5 次	发汗解表，温阳散寒，升阳举陷。主治风寒感冒、腹痛腹胀、肠鸣腹泻、痢疾、脱肛、遗尿（尿床）、疝气
上马	手背无名指、小指掌指关节间的后陷中	揉法或掐法：用拇指指端揉 100~500 次，或用拇指指端掐 3~5 次	滋阴补肾，顺气散结，利水通淋。主治小便赤涩、消化不良、腹痛、体虚、喘咳、脱肛、遗尿（尿床）
二扇门	手掌背中指根本节（中指掌指关节前方）两侧凹陷处	掐法或揉法：用拇指指甲掐 3~5 次，或用拇指侧面按揉 100~500 次	发汗解表，退热平喘。主治癫痫、抽搐、身热无汗、感冒
五指节	掌背 5 指第 1 指间关节	掐法或揉法：用拇指指甲依次掐 3~5 次，或用拇指指端揉搓 30~50 次	安神镇惊，祛风痰，开关窍。主治抽搐、癫痫、惊恐不安、吐涎、咳嗽
老龙	中指指甲后一分处	掐法和揉法：先用拇指指甲掐 3~5 次，继而揉之	退热，开窍醒神。主治抽搐、癫痫、高热、昏迷不醒
端正	中指甲根两侧赤白肉际处。桡侧称左端正，尺侧称右端正	掐法和揉法：用拇指指甲掐 5 次，或用拇指螺纹面揉 50 次	左端正升阳止泻；右端正降逆止呕、止血。主治呕吐、腹泻（泄泻）、痢疾、鼻出血、抽搐、癫痫

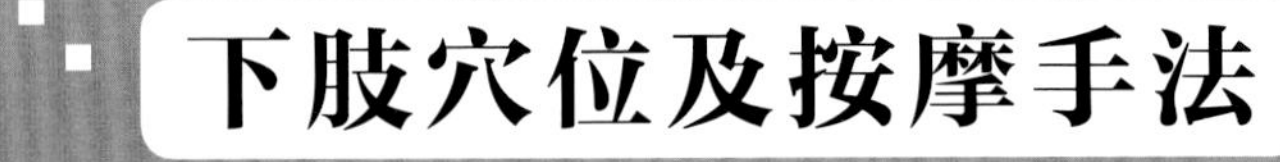

下肢穴位及按摩手法

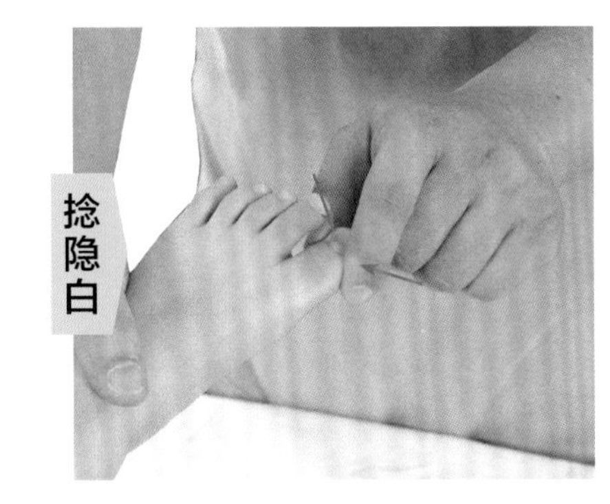

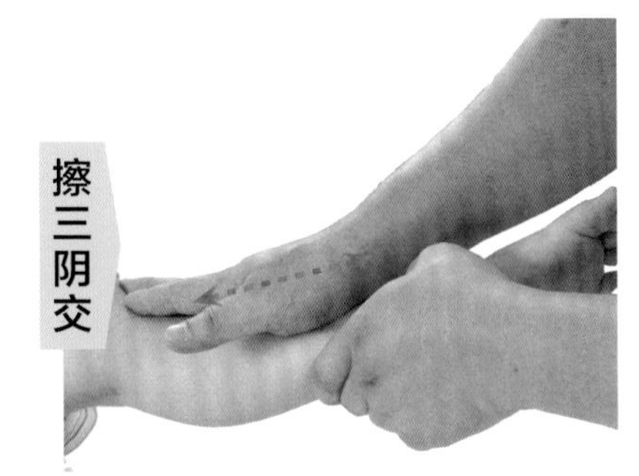

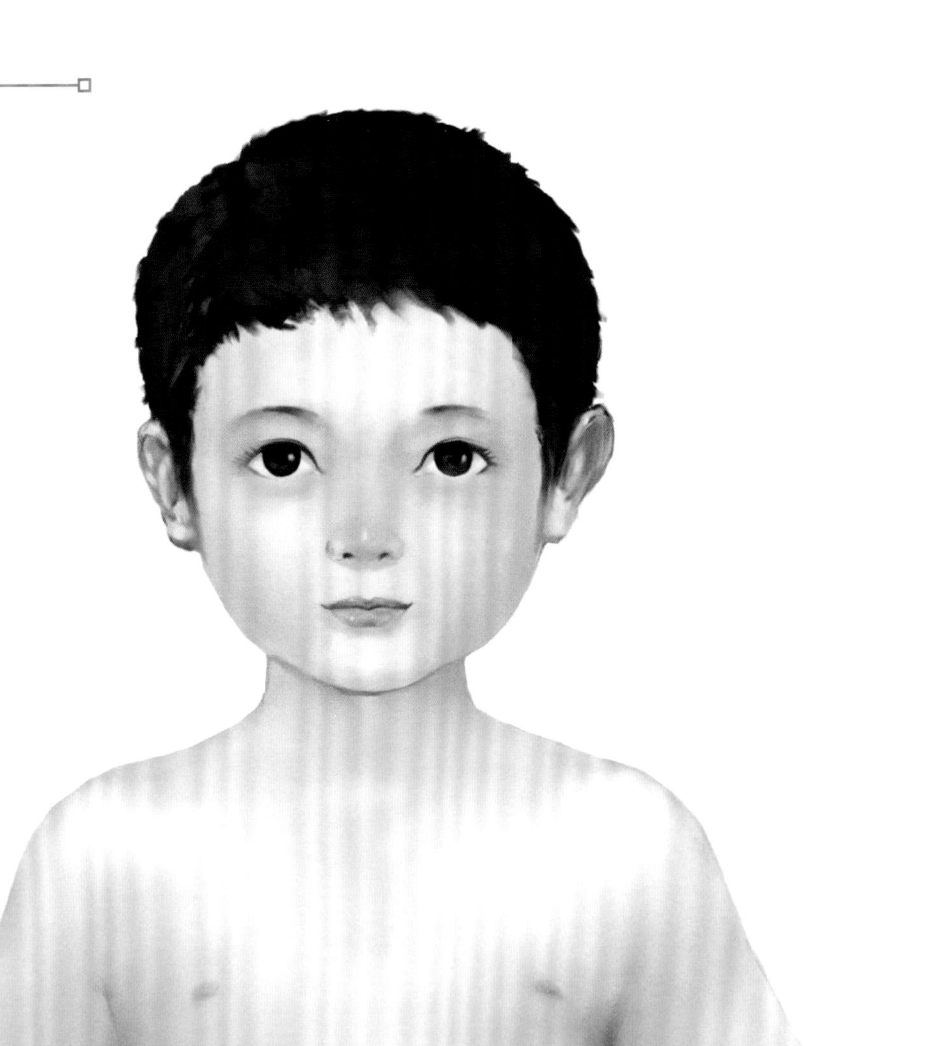

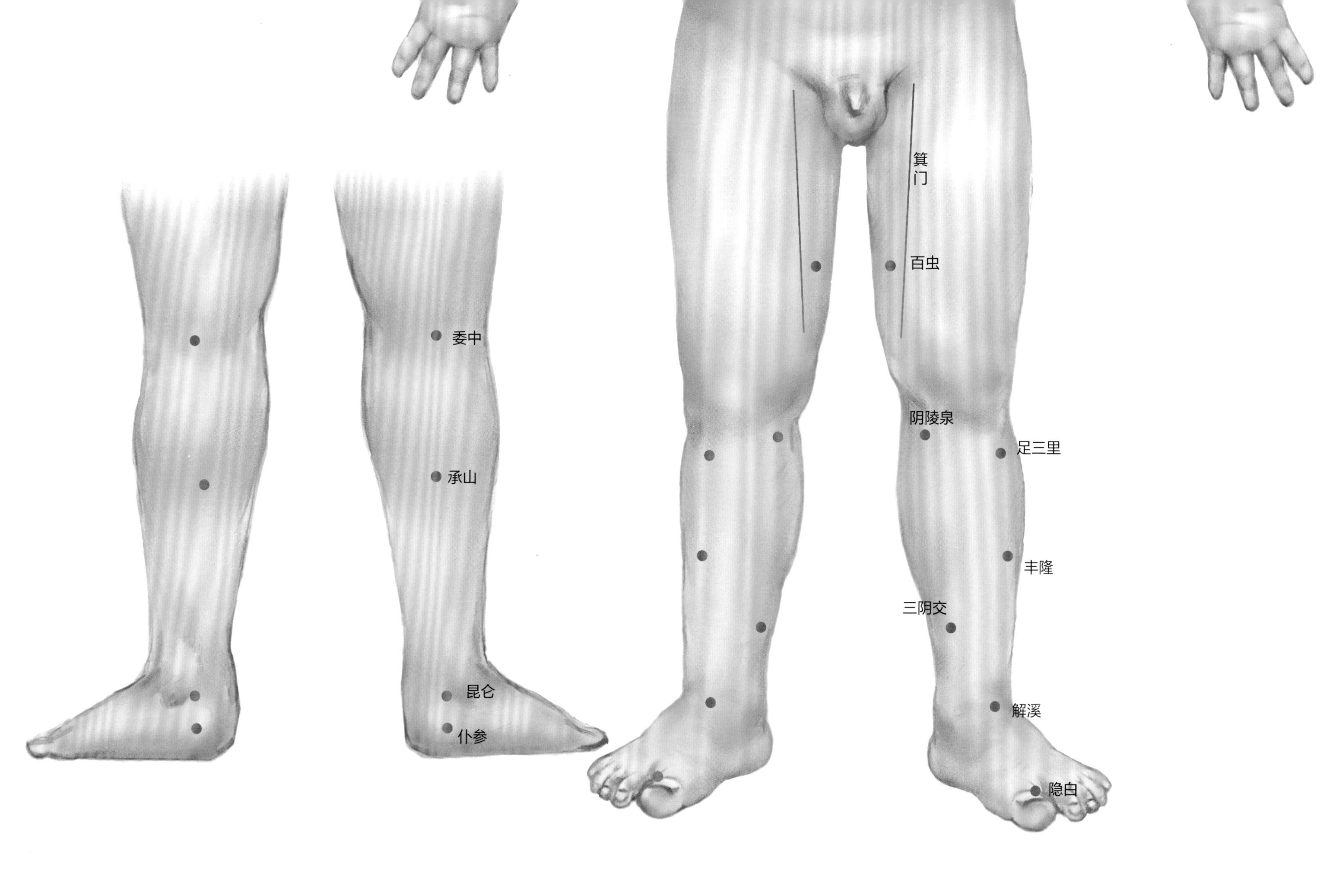
委中
承山
昆仑
仆参
箕
门
百虫
阴陵泉
足三里
丰隆
三阴交
解溪
隐白

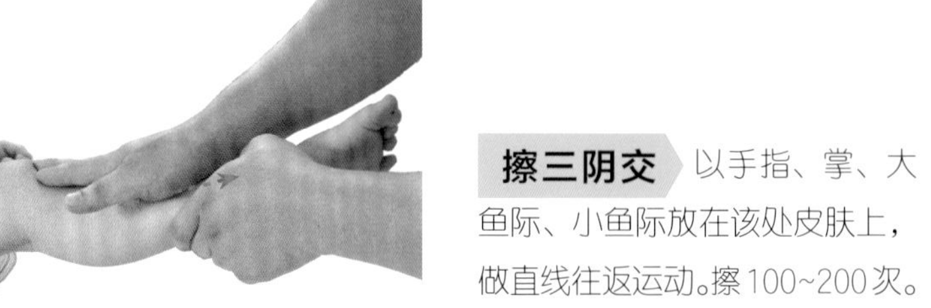

擦三阴交 以手指、掌、大鱼际、小鱼际放在该处皮肤上，做直线往返运动。擦100~200次。

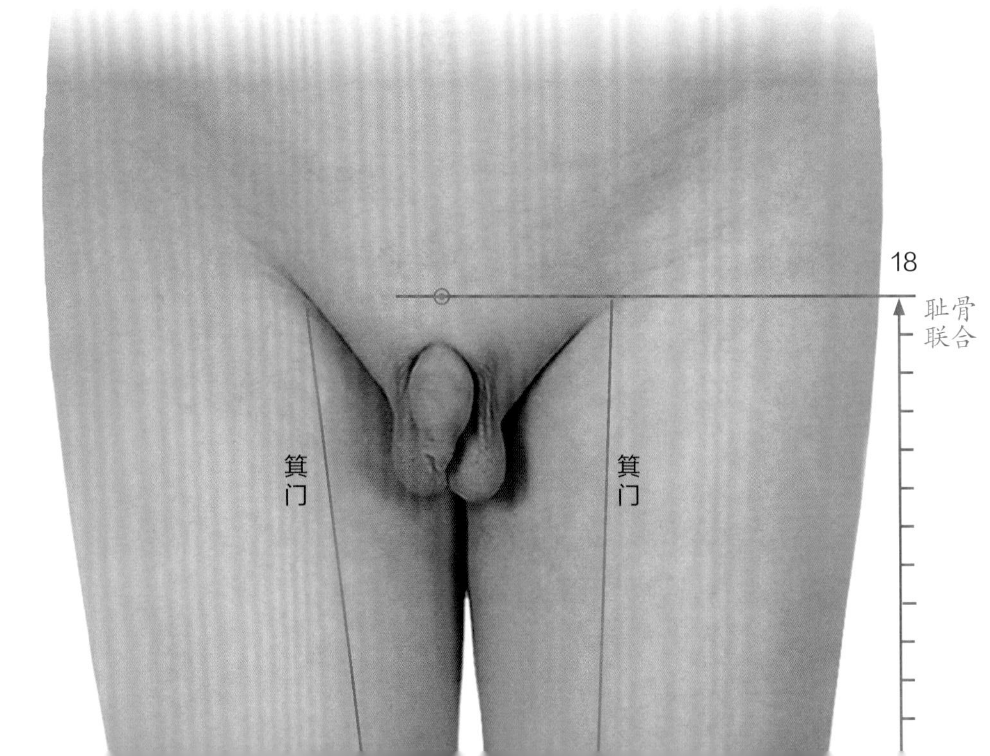

穴位	定位	按摩方法	功效主治
箕门	大腿内侧，从膝盖上缘至腹股沟成一直线	推法：用食指、中指指腹面，从膝盖内侧上缘直上，推至腹股沟根部100~300次	利尿，清热，通小便。主治小便赤涩、尿闭（小便不通）、尿潴留
百虫	膝上内侧肌肉丰厚处	拿法或揉法：用拇指和食指、中指两指指腹拿3~5次，或以拇指或中指指端揉30~50次	通经络，止抽搐。主治下肢瘫痪、抽搐、癫痫、昏迷
阴陵泉	小腿内侧，胫骨内侧髁后下方凹陷处	揉法：用食指或拇指指腹揉50~100次	健脾利湿。主治腹胀、腹泻（泄泻）、小便不利或失禁、黄疸
足三里	小腿前外侧，犊鼻下3寸，距胫骨前缘1横指（中指）	揉法：以拇指指端按揉50~100次	健脾和胃，调中理气，导滞通络。主治胃痛、腹胀、呕吐、腹泻（泄泻）、消化不良、疳积（营养不良）、便秘、水肿、下肢疾患。此穴可强身防病，为儿童保健要穴
丰隆	在小腿前外侧，当外踝尖上8寸，距胫骨前缘2横指（中指）	揉法：以拇指指端按揉50~100次	和胃，化痰，通便。主治痰多、咳嗽、哮喘、便秘、下肢疼痛
三阴交	小腿内侧，足内踝尖上3寸，胫骨内侧缘后方	揉法：以拇指指端按揉50~100次	通血脉，活经络，健脾胃，助运化，疏下焦。主治惊风（抽搐神昏）、腹胀肠鸣、腹泻（泄泻）、尿床（遗尿）、小便不利、瘾疹（风疹、荨麻疹）
解溪	踝关节前横纹中点，两筋之间凹陷处	揉法或掐法：用拇指指端揉50~100次，或用拇指指甲掐3~5次	镇惊止搐，止吐泻。主治惊风（抽搐神昏）、头痛、踝关节屈伸不利、吐泻

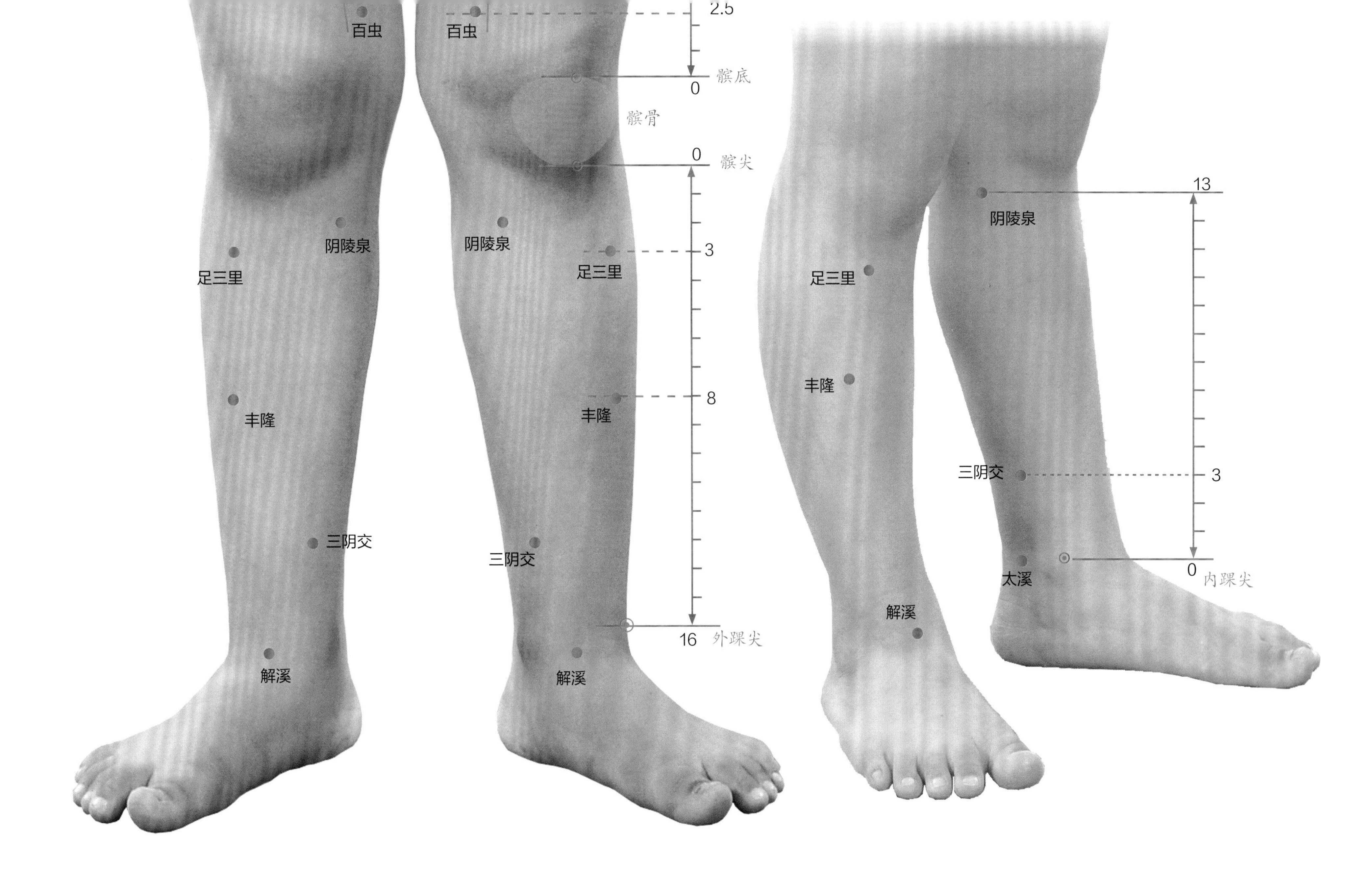
百虫
百虫
2.5
髌底
0
髌骨
0
髌尖
阴陵泉
足三里
阴陵泉
3
足三里
丰隆
8
丰隆
三阴交
三阴交
16
外踝尖
解溪
解溪
13
阴陵泉
足三里
丰隆
三阴交
3
太溪
0
内踝尖
解溪

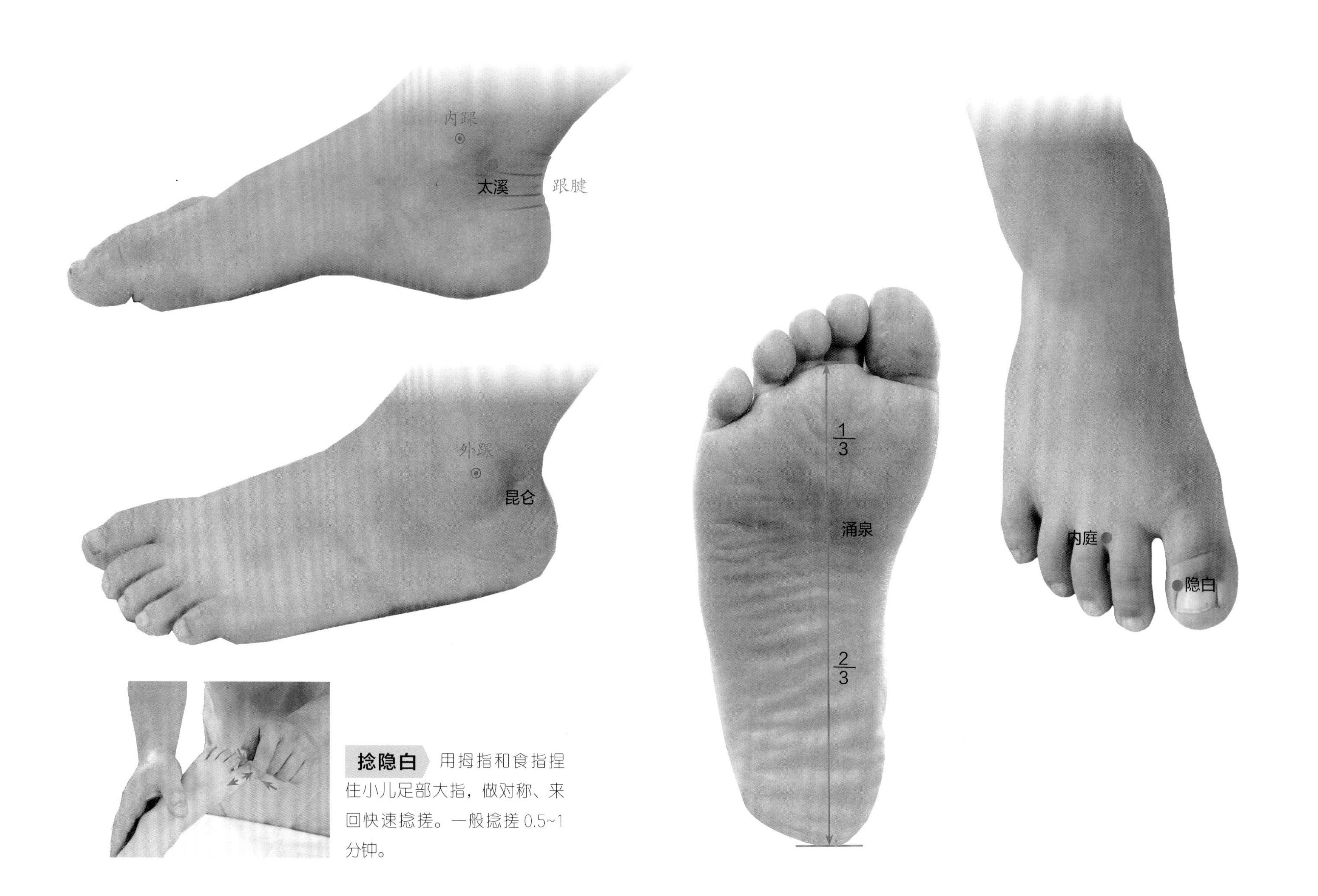

捻隐白 用拇指和食指捏住小儿足部大指，做对称、来回快速捻搓。一般捻搓 0.5~1 分钟。

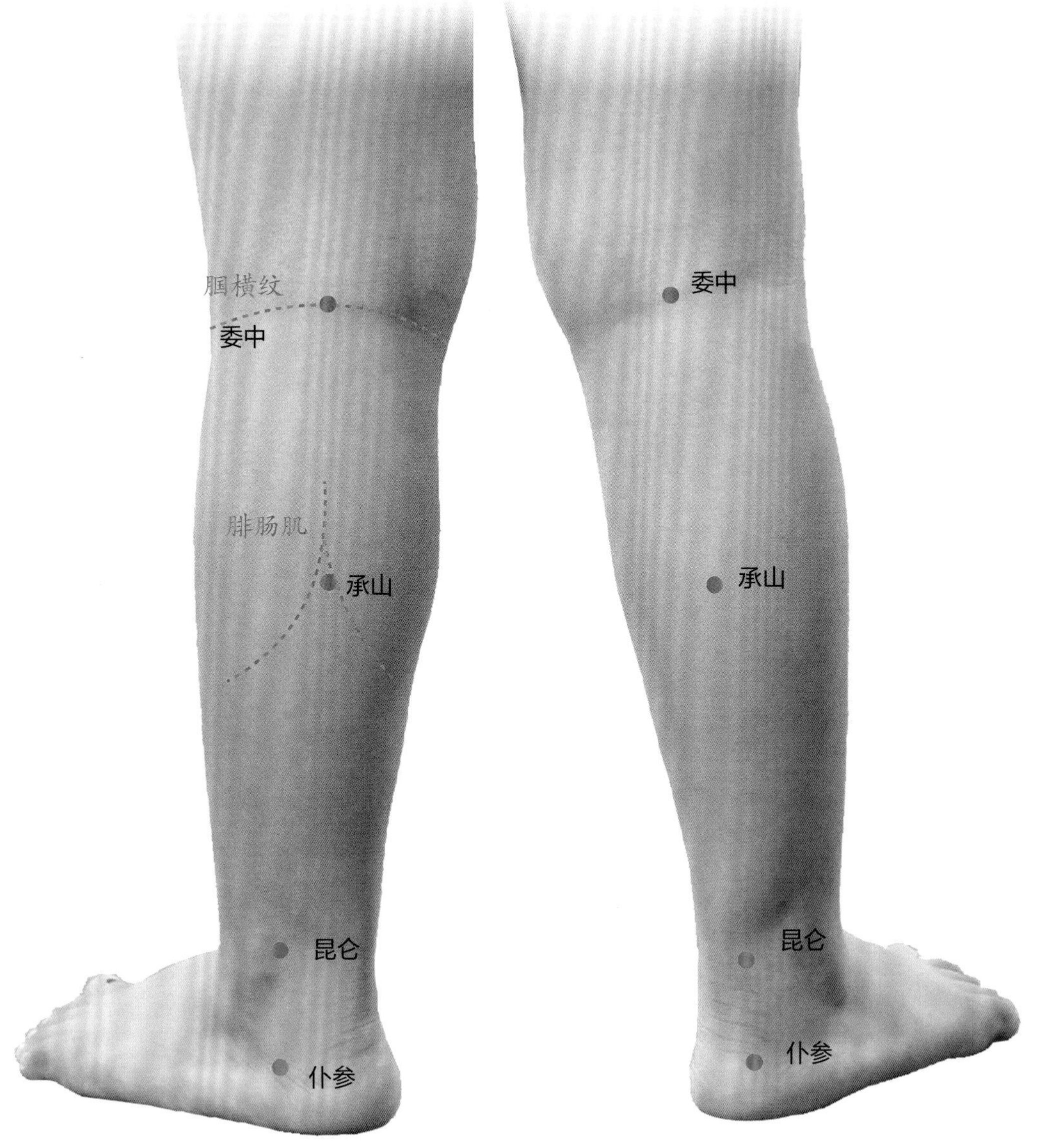

穴位	定位	按摩方法	功效主治
太溪	足内踝尖与跟腱之间的凹陷处	揉法：用食指指端揉 50~100 次	滋阴益肾，壮阳强腰。主治肾炎、尿床（遗尿）、支气管炎、哮喘、口腔炎、耳鸣、足跟痛、腨肌痉挛
内庭	足背，第 2、3 趾间，趾蹼缘后方赤白肉际处	揉法：用食指指端揉 50~100 次	清胃泻火，理气止痛。主治三叉神经痛、牙痛、齿龈炎、扁桃体炎、胃痉挛、急慢性肠炎
隐白	足大趾末节内侧，距趾甲角 0.1 寸	揉法：用食指指端揉 50~100 次	调经统血，健脾回阳。主治牙龈出血、鼻出血、小儿惊风、消化道出血、急性胃肠炎、尿血
委中	腘窝中，腘横纹的中央凹陷中	拿法：以拇指和其他手指相对用力拿 3~5 次	镇惊，舒筋，通络。主治惊风（神昏抽搐）、中暑、腹痛、吐泻、腰腿痛、下肢瘫痪
承山	小腿后面正中、腓肠肌腹下陷中	拿法或直推法：以拇指、食指、中指指端相对用力拿 3~5 次，或以食指、中指两指直推 100~500 次	通经络，止抽搐，止腹泻，通大便。主治便秘、腹泻、腿痛、瘫痪、抽筋
昆仑	外踝尖与跟腱的中点凹陷中	拿法或掐法：以拇指、食指两指相对用力拿 3~5 次，或以拇指掐 3~5 次	镇惊定痫。主治头痛、抽搐、癫痫、腰痛、足内翻、足跟痛
仆参	足跟外踝后下凹陷中	拿法或掐法：用拇指、食指、中指指端相对用力拿 3~5 次，或用拇指掐 3~5 次	镇惊，复苏。主治腰痛、足跟痛、昏迷
涌泉	屈足趾，脚掌心前正中凹陷中	推法或揉法：用拇指螺纹面向足趾方向推，或用拇指指端揉，各 50~100 次	引火归原，退虚热，止吐泻。主治发热、五心烦热、呕吐、腹泻

第三章 儿童超速效对症按摩

1 感冒

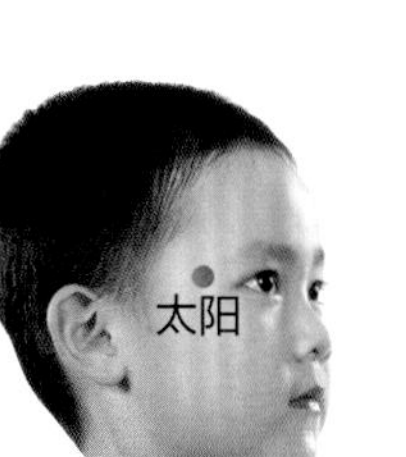

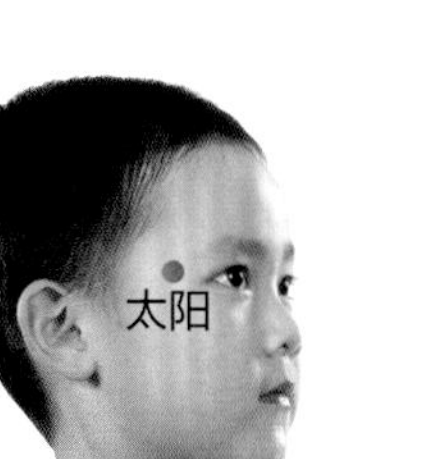

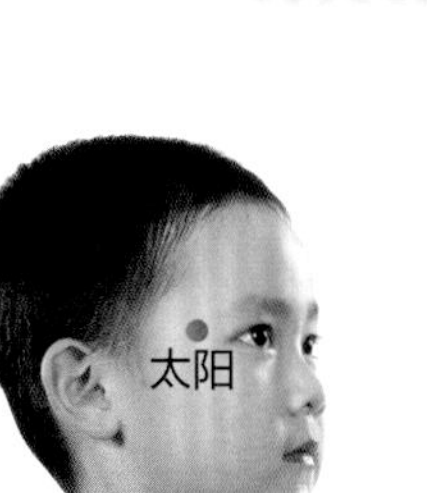

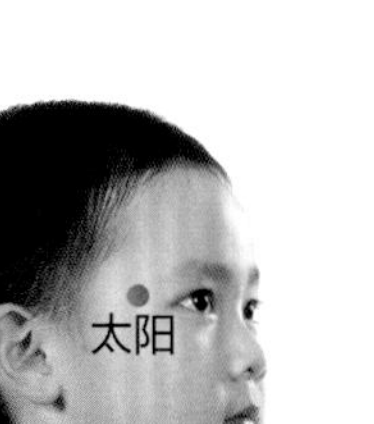

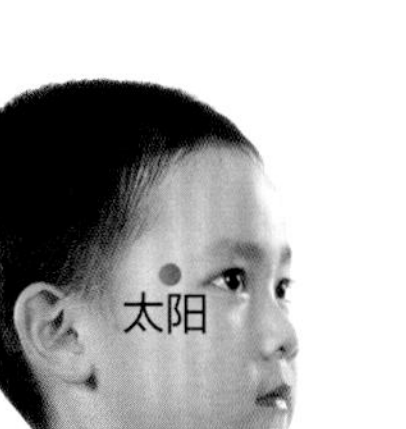

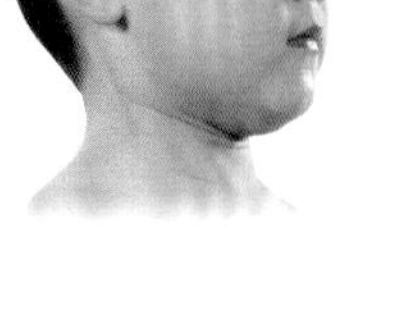

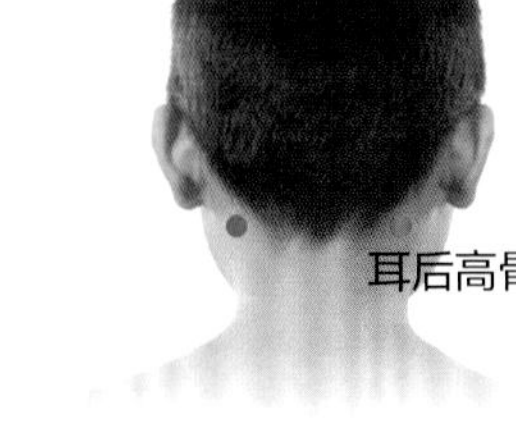

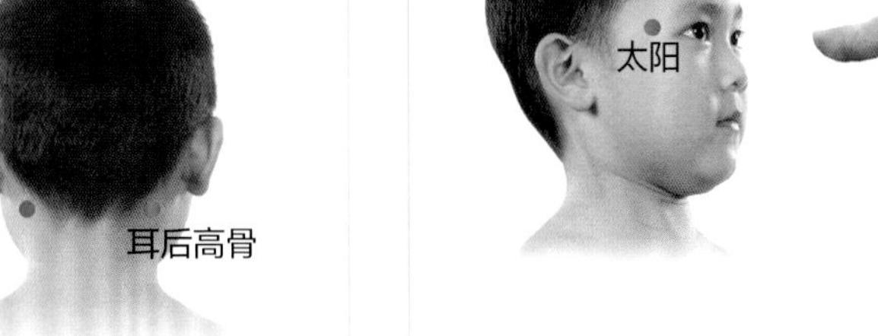

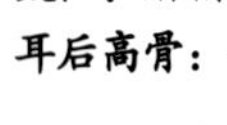

经典配穴

天门： 两眉中至前发际呈一直线。

坎宫： 从眉头起沿眉向眉梢呈一横线。

太阳： 眉梢与眼外角连线的中点。

耳后高骨： 耳后高骨后下凹陷中。

按摩操作

开天门： 两拇指自下而上地交替直推，推 30 次。

推坎宫： 亦称分阴阳，两拇指自眉头向眉梢分推，推 30 次。

揉太阳： 用拇指或食指指腹揉，两侧各揉 30 次。

揉耳后高骨： 用拇指或食指指腹揉，两侧各揉 30 次。

2 发热

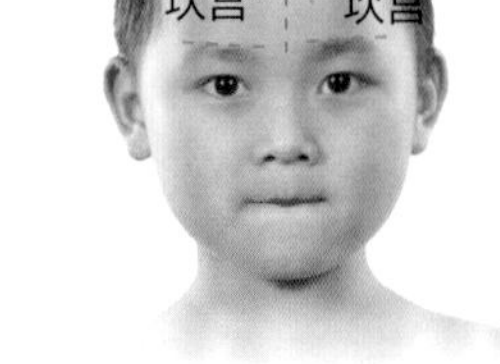

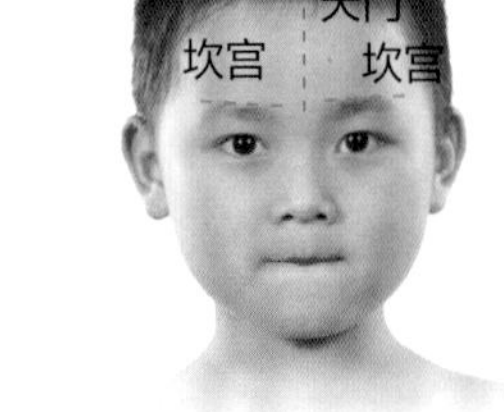

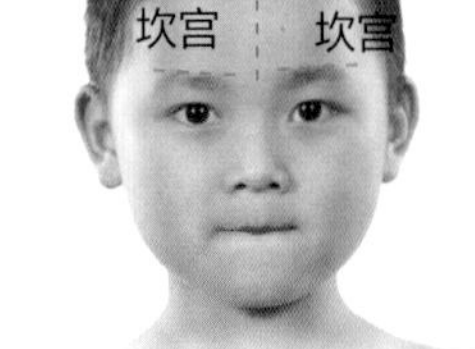

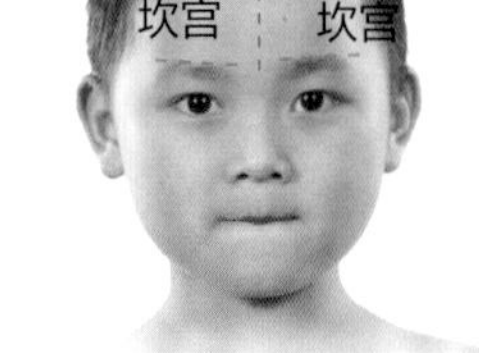

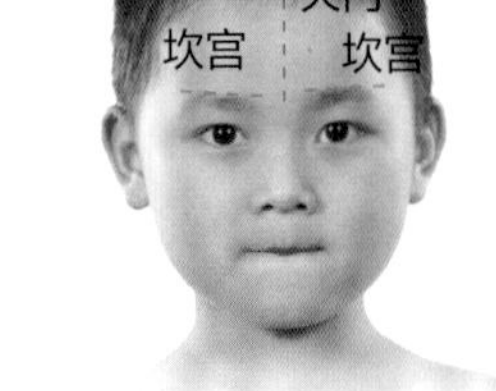

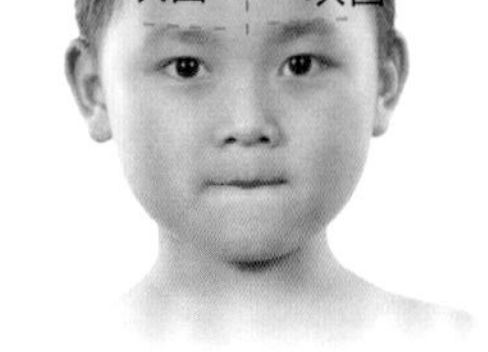

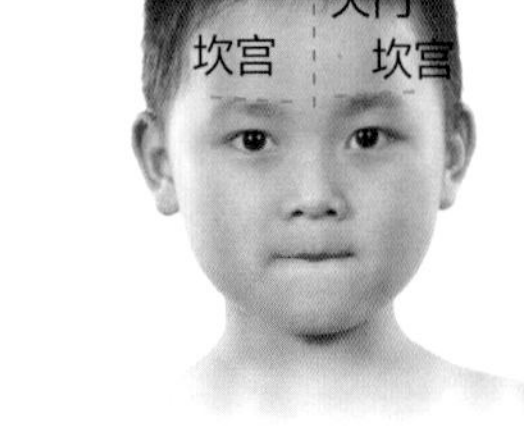

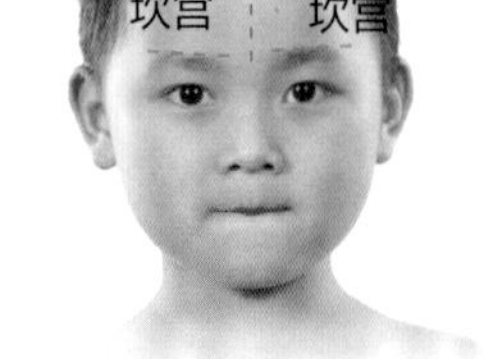

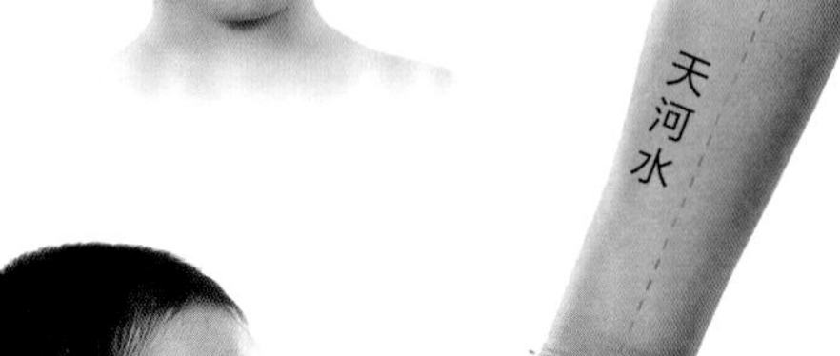

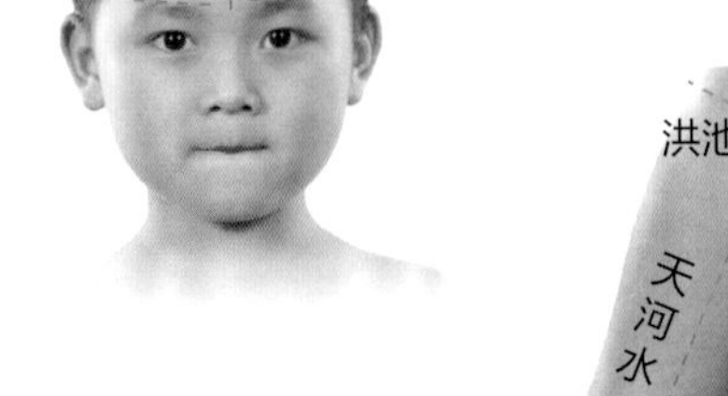

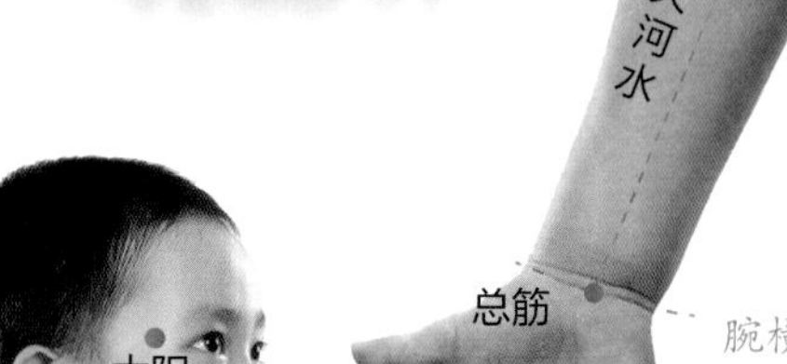

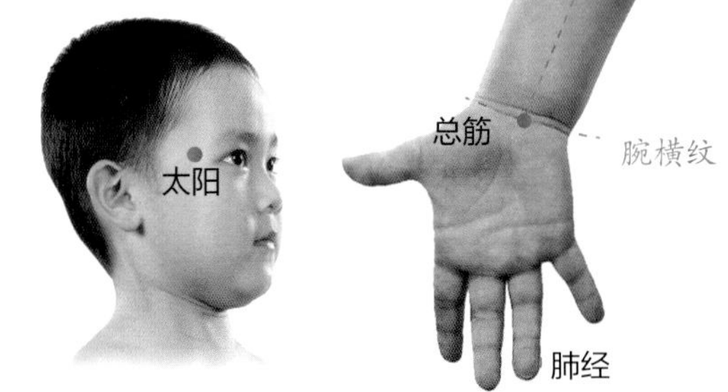

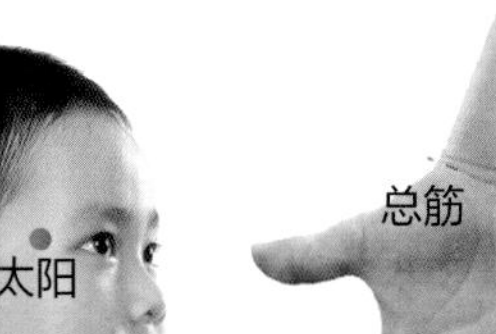

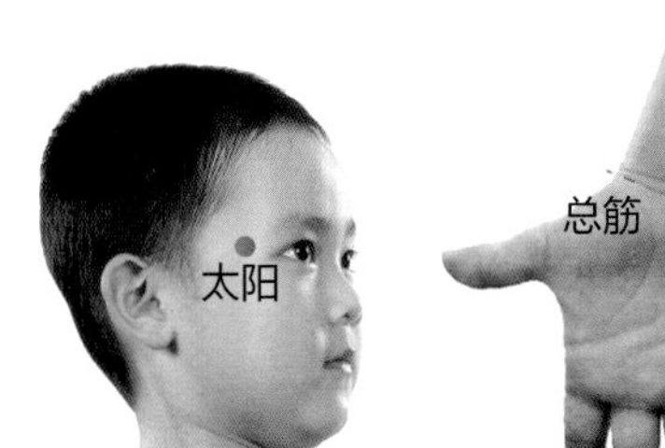

经典配穴

天门： 两眉中至前发际呈一直线。

坎宫： 从眉头起沿眉向眉梢呈一横线。

太阳： 眉梢与眼外角连线的中点。

肺经： 无名指末节指腹。

天河水： 前臂掌侧正中，自腕横纹中点至肘横纹中点呈一直线。

按摩操作

开天门： 两拇指自下而上地交替直推，推 50 次。

推坎宫： 亦称分阴阳，两拇指自眉头向眉梢分推，推 50 次。

揉太阳： 用拇指或食指指腹揉，两侧各揉 50 次。

清肺经： 从无名指掌面末节指纹处向指尖方向推。

清天河水： 用食指、中指两指自腕横纹向上推至肘横纹处，推 300 次。

3 惊风

经典配穴

人中： 人中沟上 1/3 与下 2/3 交界处。

内劳宫： 掌心，握拳时中指、无名指指端中点所在处。

百会： 头顶正中线与两耳尖连线的交叉点。

合谷： 手背第 1、2 掌骨之间，约平第 2 掌骨中点处。

按摩操作

掐人中： 用拇指指甲掐，掐 50 次。

揉内劳宫： 用中指指端揉，揉 150 次。

按压百会： 用拇指指腹按压，按 100 次。

揉合谷： 用拇指指腹揉，揉 100 次。

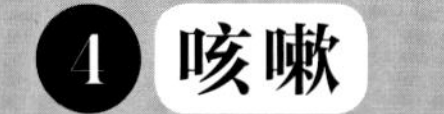

4 咳嗽

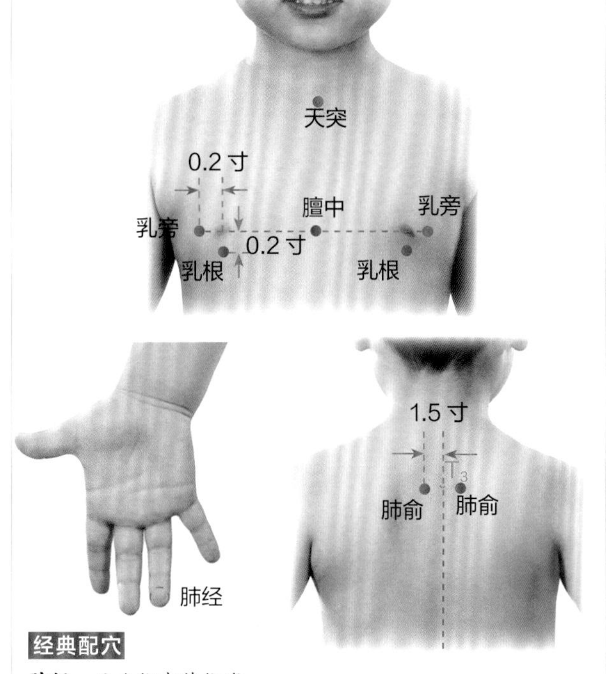

经典配穴

肺经： 无名指末节指腹。

天突： 胸骨上窝正中。

膻中： 两乳头连线的中点。

乳旁： 乳头外旁开 0.2 寸。

乳根： 第 5 肋间隙，乳头直下 0.2 寸。

肺俞： 第 3 胸椎棘突下，旁开 1.5 寸处。

按摩操作

清肺经： 从无名指掌面末节指纹向指尖方向推，推 100 次。

按天突： 用食指指腹按压，按压 5 分钟。

推膻中： 用食指、中指两指自胸骨切迹向下推至剑突，推 150 次。

揉乳旁： 用两手食指指腹揉，揉 20 次。

揉乳根： 用两手食指指腹揉，揉 20 次。

揉肺俞： 用两手拇指或食指指腹揉，以透热为度。

5 扁桃体炎

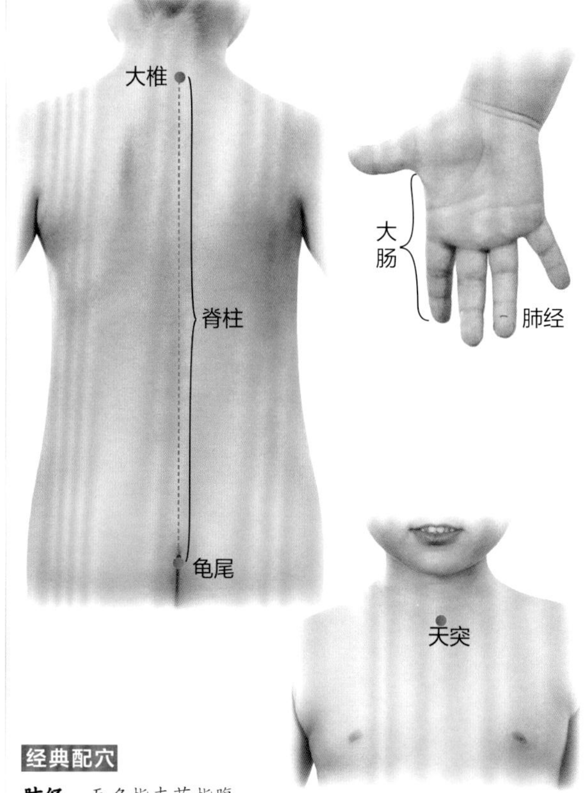

经典配穴

肺经： 无名指末节指腹。

大肠： 食指桡侧边缘，自指尖至虎口呈一直线。

天突： 胸骨上窝正中。

脊柱： 大椎至尾骨端呈一直线。

按摩操作

清肺经： 从无名指掌面末节指纹向指尖方向推，推 200 次。

清大肠经： 由虎口向指尖方向推，推 100 次。

揉天突： 用食指指腹揉，揉 200 次。

捏脊： 小儿俯卧，按摩者用双手拇指、食指自小儿腰骶部开始把皮肤捏起，自下而上捏提至大椎穴处。一般捏 3~5 遍，以脊柱两侧皮肤微有潮红为有效。

6 哮喘

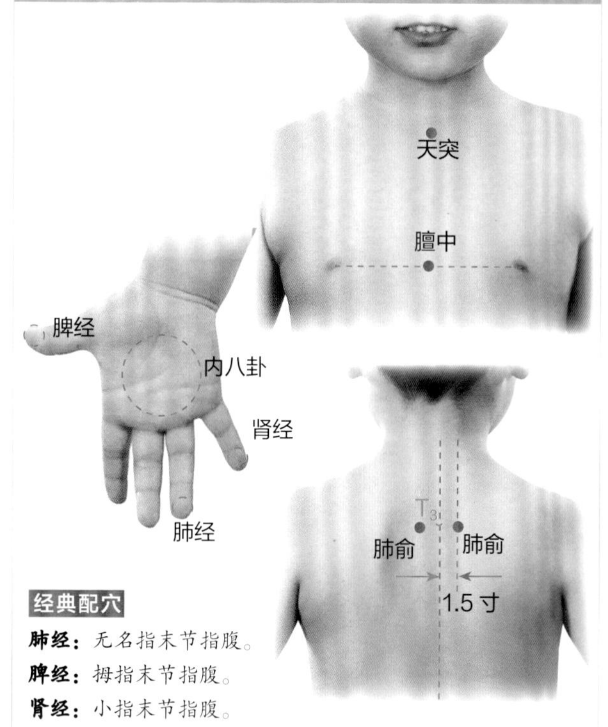

经典配穴

肺经： 无名指末节指腹。

脾经： 拇指末节指腹。

肾经： 小指末节指腹。

内八卦： 以掌心为圆心，从掌心到中指根横纹长度的 2/3 为半径所作圆周。

天突： 胸骨上窝正中。

膻中： 两乳头连线的中点。

肺俞： 第 3 胸椎棘突下，旁开 1.5 寸处。

按摩操作

清肺经： 从无名指掌面末节指纹向指尖方向推，推 200 次。

补脾经： 从拇指指尖缘向指根方向直推，推 100 次。

补肾经： 旋推或自指根直推至指尖，推 300 次。

运内八卦： 用拇指甲沿顺时针方向掐运，运 200 次。

揉天突： 用食指指腹揉，揉 50 次。

揉膻中： 用食指指腹按揉，揉 50 次。

揉肺俞： 用两手拇指或食指指腹揉，揉 50 次。

7 过敏性鼻炎

经典配穴

迎香：鼻翼旁 0.5 寸，鼻唇沟中。

印堂：两眉内侧端连线的中点处。

合谷：手背第 1、2 掌骨之间，约平第 2 掌骨中点处。

外劳宫：手背中央，与内劳宫相对。

按摩操作

按揉迎香：用食指、中指两指或两拇指指端按揉，揉 200 次。

推擦印堂：用拇指指端自眉心向上推至天庭，推 100 次。

掐揉合谷：用拇指指甲掐揉，掐揉 100 次。

揉外劳宫：用食指或者中指指端揉，揉 100 次。

另外，可用拇指或食指搓擦两侧鼻翼 100 次，以局部产生温热感为度。

8 打嗝（呃逆）

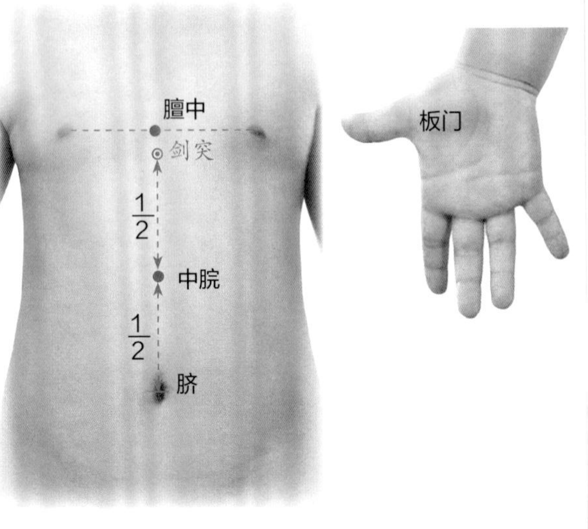

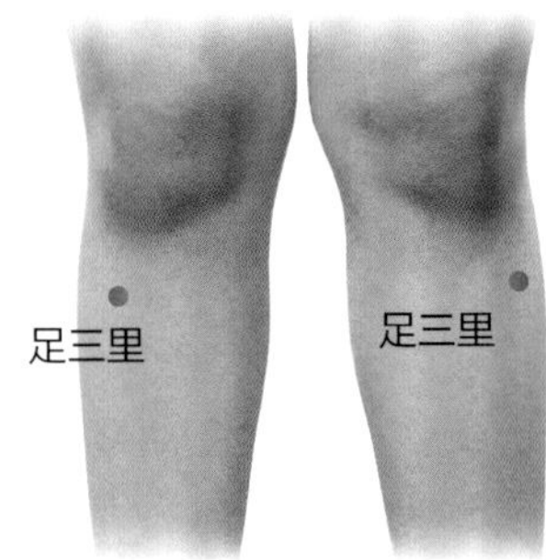

经典配穴

板门：手掌大鱼际处。

足三里：膝盖外侧凹陷直下 3 寸，胫骨旁 1 寸处。

膻中：两乳头连线的中点。

中脘：肚脐直上 4 寸处。

按摩操作

揉板门：用指端揉大鱼际，揉 100 次。

按揉足三里：以拇指指端按揉，揉 100 次。

揉膻中：用食指指腹按揉，揉 100 次。

揉中脘：用掌根按揉，揉 50 次。

9 呕吐

经典配穴

天柱骨：颈后发际正中至大椎穴呈一直线。

端正：中指甲根两侧赤白肉际处。桡侧称左端正，尺侧称右端正。

足三里：膝盖外侧凹陷直下 3 寸，胫骨旁 1 寸处。

腹：肋弓以下，肚脐以上。

按摩操作

推天柱骨：用拇指或食指自上向下直推，推 100 次。

掐揉端正：用拇指指甲掐 5 次，然后用拇指指腹揉 50 次。

按揉足三里：用拇指指端按揉，揉 100 次。

分推腹阴阳：用两拇指指腹沿肋弓角边缘向两旁分推，分推 300 次。

10 腹胀

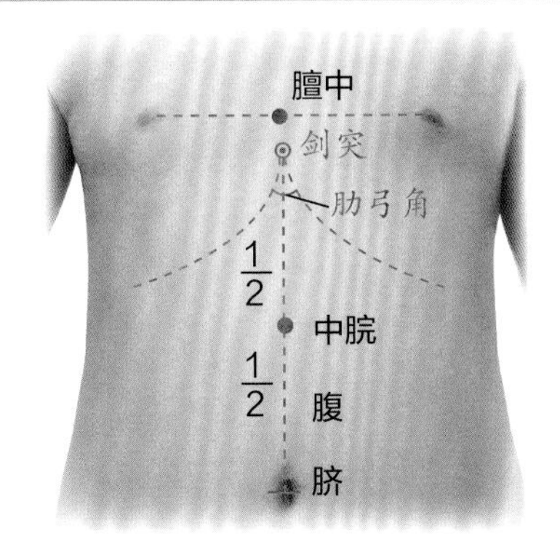

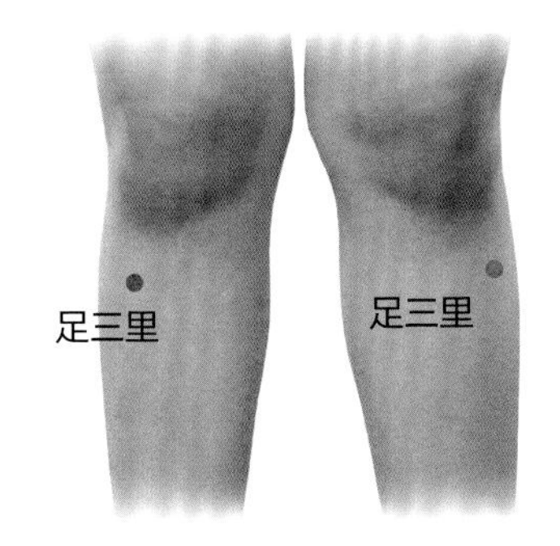

经典配穴

膻中：两乳头连线的中点。

腹：肋弓以下，肚脐以上。

中脘：肚脐直上 4 寸处。

足三里：膝盖外侧凹陷直下 3 寸，胫骨旁 1 寸处。

按摩操作

揉膻中：用食指指腹按揉，揉 50 次。

分推腹阴阳：用两拇指指腹沿肋弓角边缘向两旁分推，分推 30 次。

摩中脘：用掌心或四指摩，摩 100 次。

按揉足三里：用拇指指端按揉，揉 50 次。

11 腹痛

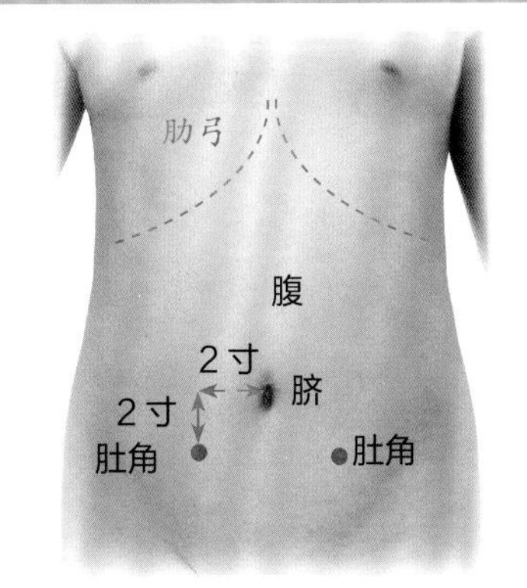

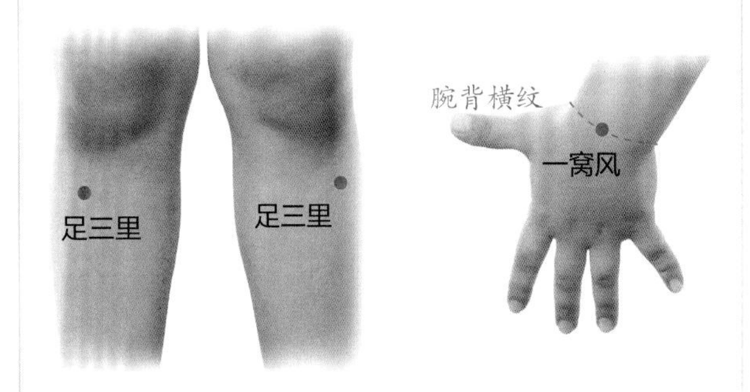

经典配穴

一窝风：手背腕横纹正中凹陷处。

足三里：膝盖外侧凹陷直下 3 寸，胫骨旁 1 寸处。

肚角：脐下 2 寸，旁开 2 寸两大筋上。

腹：肋弓以下，肚脐以上。

按摩操作

揉一窝风：用拇指或中指指端揉，揉 200 次。

揉足三里：用拇指指端按揉，揉 100 次。

拿肚角：小儿取仰卧位，按摩者用拇指、食指、中指三指向深处拿，拿 3 次。

摩腹：小儿仰卧，按摩者以全掌或食指、中指、无名指指腹摩上腹部，摩 3 分钟。

12 腹泻（泄泻）

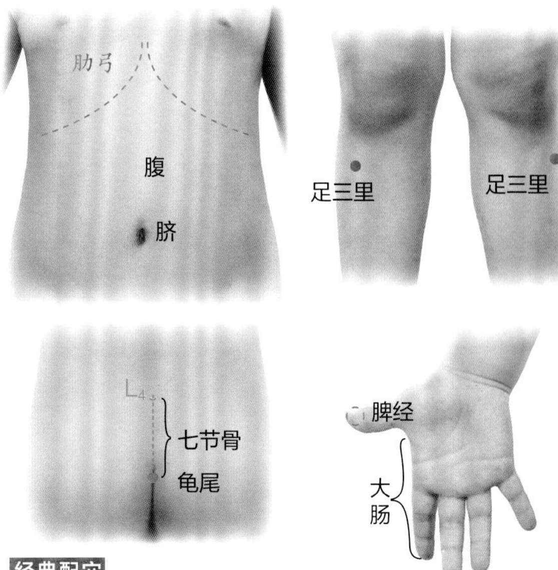

经典配穴

脾经：拇指末节指腹。

大肠：食指桡侧指尖至指根。

足三里：膝盖外侧凹陷直下 3 寸，胫骨旁 1 寸处。

腹：肋弓以下，肚脐以上。

脐：肚脐所在位置。

龟尾：尾椎骨处。

七节骨：第 4 腰椎至尾椎骨端呈一直线。

按摩操作

补脾经：从拇指指尖向指根方向直推，推 100 次。

补大肠：从食指指尖推向桡侧指根，推 100 次。

揉足三里：用拇指指端按揉，揉 100 次。

摩腹：小儿仰卧，按摩者以全掌或食指、中指、无名指指腹摩上腹部，摩 5 分钟。

揉脐：用掌根揉，揉 3 分钟。

揉龟尾：用拇指或中指指端揉，揉 100 次。

推上七节骨：用拇指指腹或食指、中指两指指腹自下而上作直推，推 100 次。

13 便秘

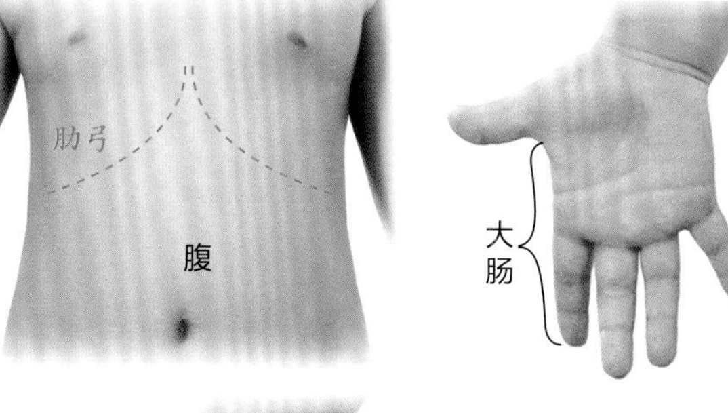
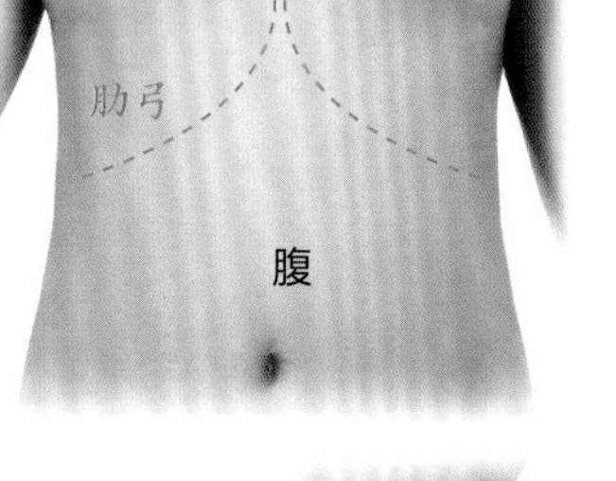
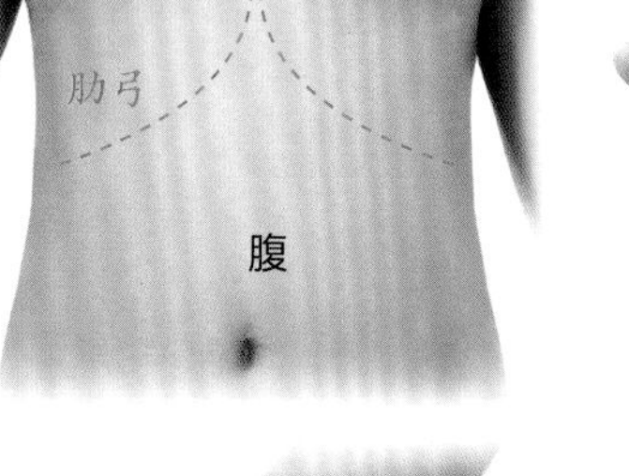

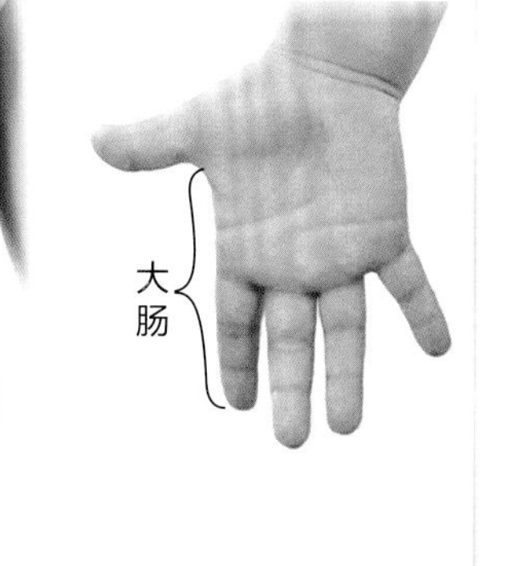
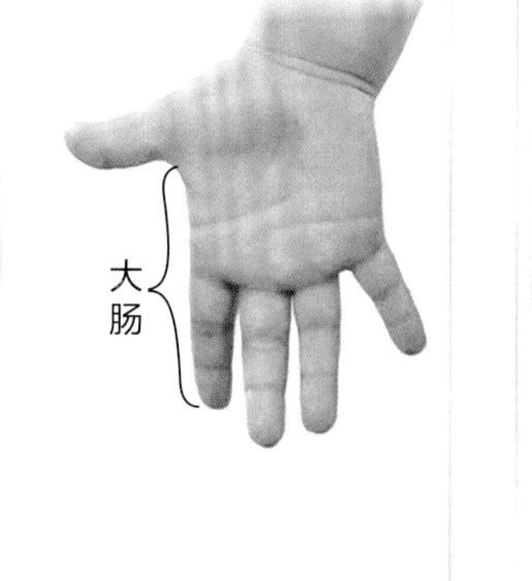

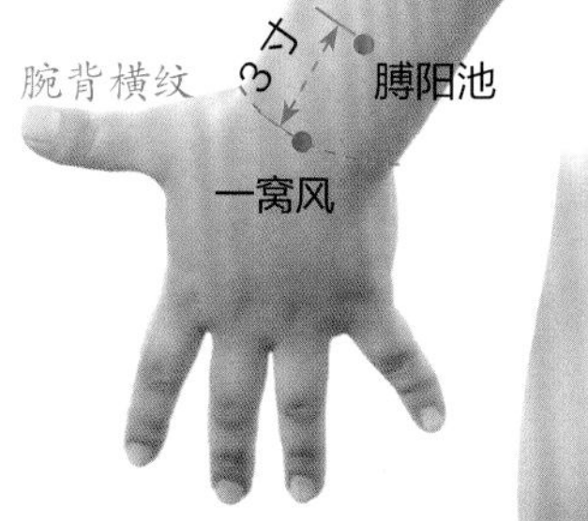

经典配穴

大肠：食指桡侧边缘，自指尖至虎口呈一直线。
膊阳池：在手背，一窝风后3寸处。
腹：肋弓以下，肚脐以上。
龟尾：尾椎骨处。
七节骨：第4腰椎至尾椎骨端呈一直线。

按摩操作

清大肠：从食指桡侧指根推向指尖，推100次。
按揉膊阳池：用指端按揉，揉50次。
摩腹：小儿仰卧，按摩者以全掌或食指、中指、无名指指腹摩上腹部，摩5分钟。
揉龟尾：用拇指或中指指端揉，揉100次。
推下七节骨：用拇指指腹或食指、中指两指指腹自上而下作直推，推100次。

14 厌食症

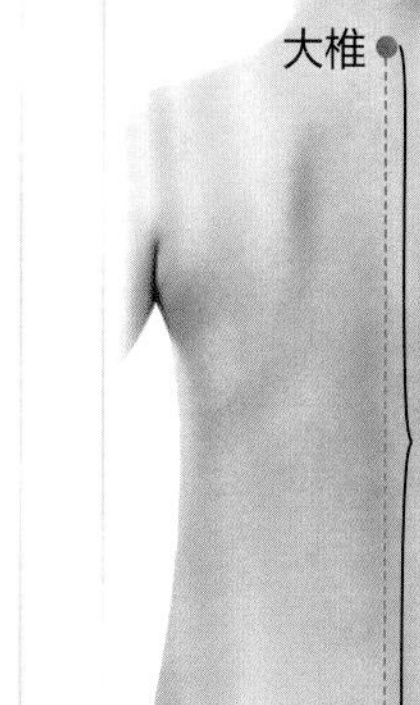

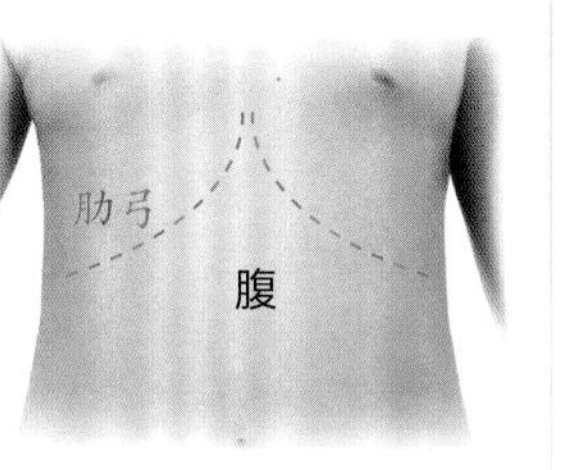
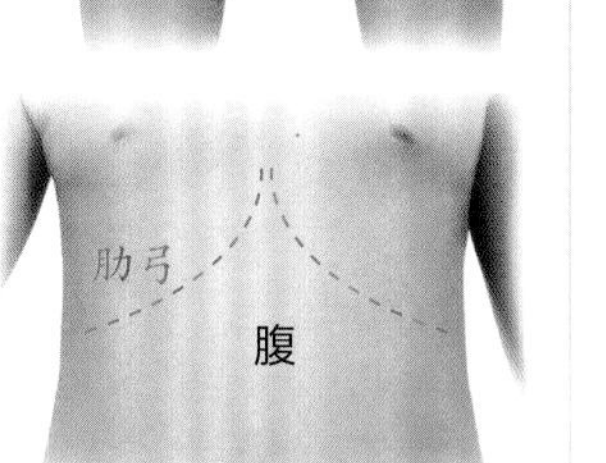
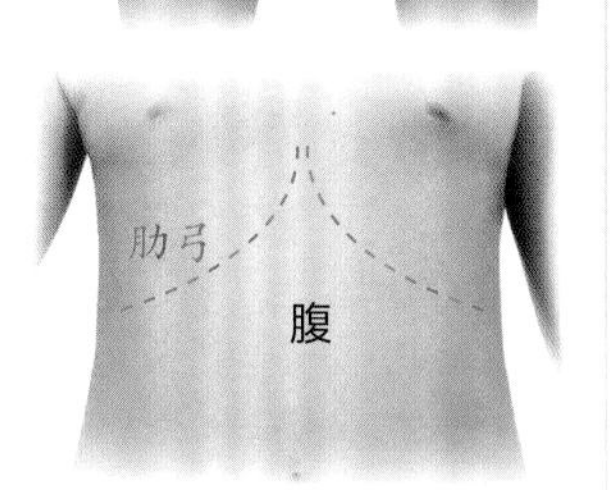
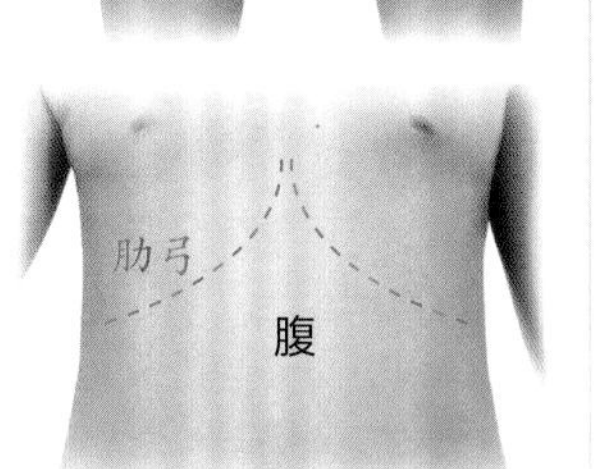
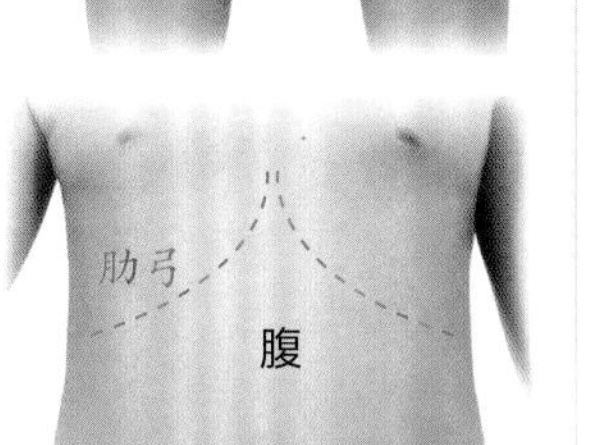
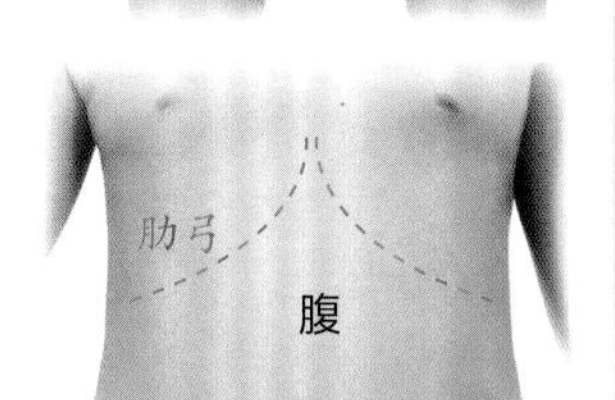
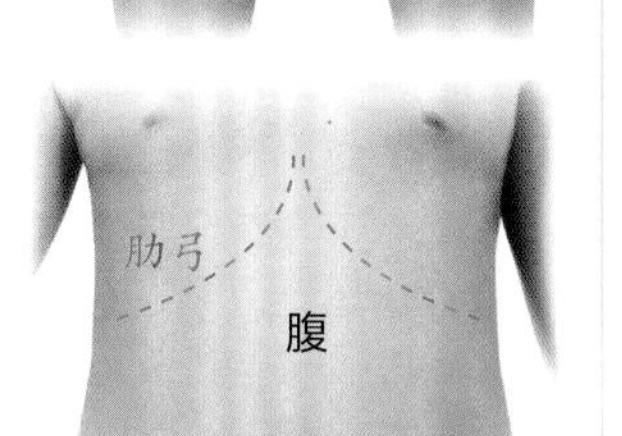
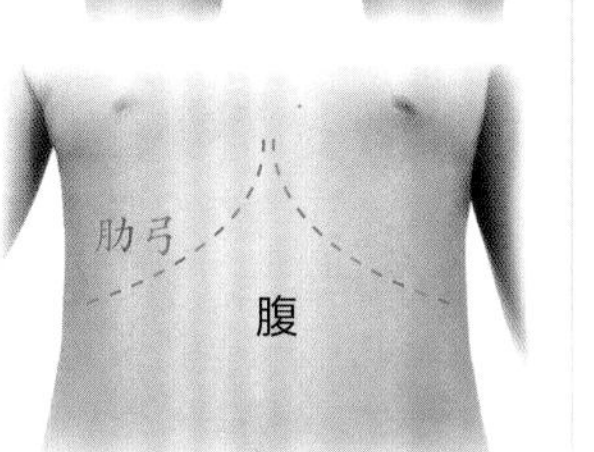
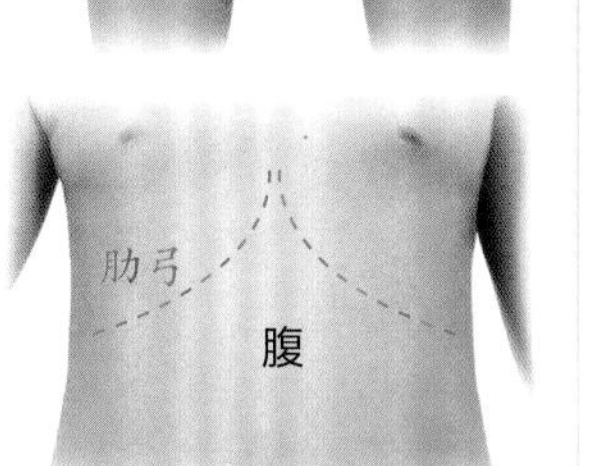
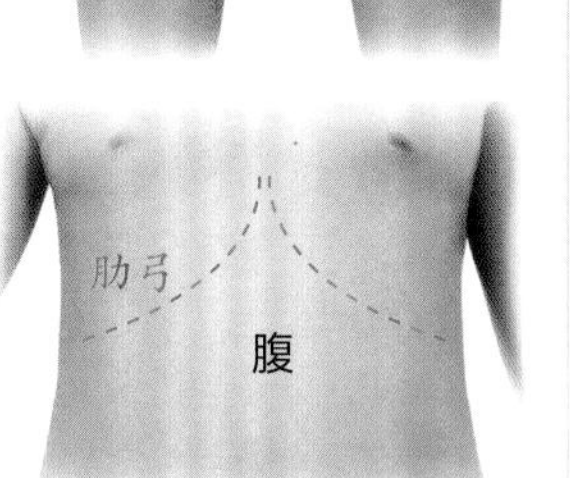
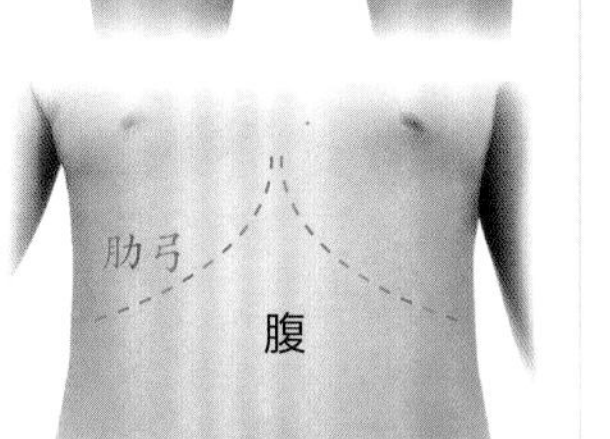
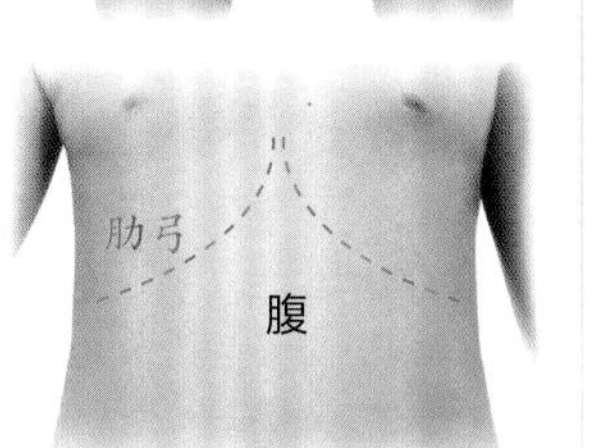
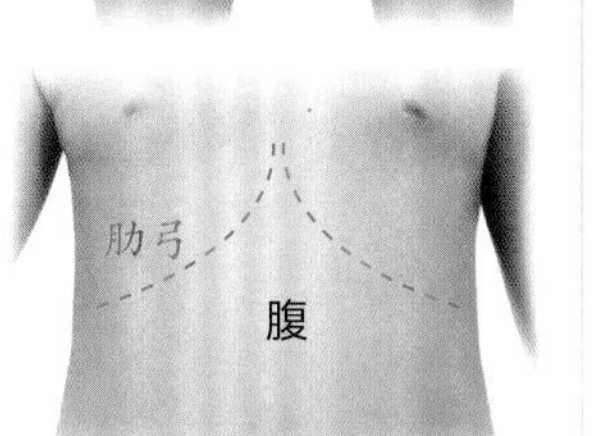

经典配穴

脾经：拇指末节指腹。
板门：手掌大鱼际处。
四横纹：掌面食指至小指，第2指间关节横纹处。
足三里：膝盖外侧凹陷直下3寸，胫骨旁1寸处。
腹：肋弓以下，肚脐以上。
脊柱：大椎至尾骨端呈一直线。

按摩操作

补脾经：从拇指指尖向指根方向直推，推300次。
揉板门：用指端揉大鱼际，揉100次。
推四横纹：小儿四指并拢，自小儿食指中节横纹推向小指中节横纹，推50次。
按揉足三里：用拇指指腹按揉，揉100次。
摩腹：小儿仰卧，按摩者以全掌或食指、中指、无名指指腹摩上腹部，摩100次。
捏脊：小儿俯卧，按摩者用双手拇指、食指自小儿腰骶部开始把皮肤捏起，自下而上捏提至大椎穴处。捏5遍，以脊柱两侧皮肤微有潮红。

15 中耳炎

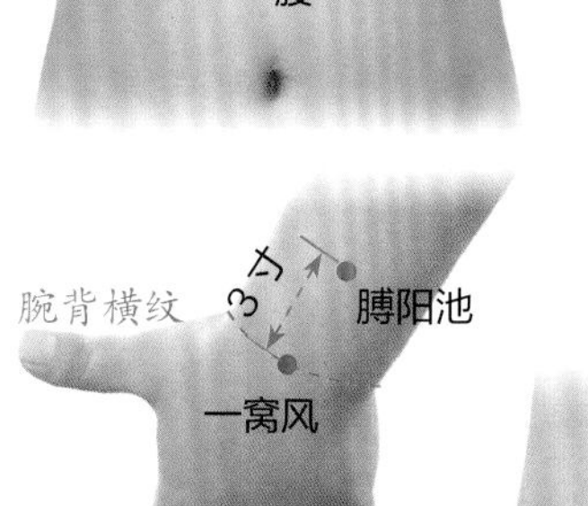

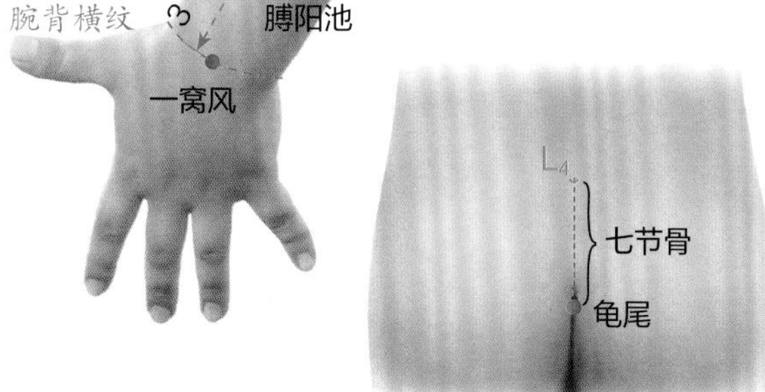
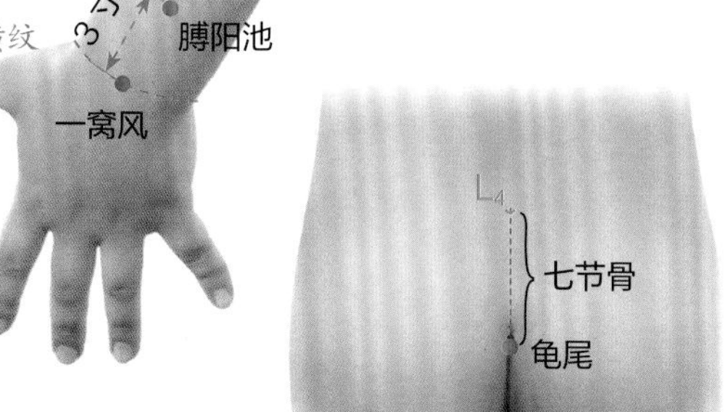

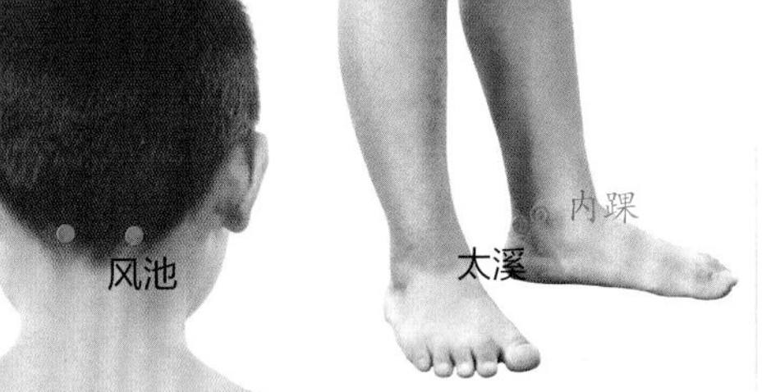
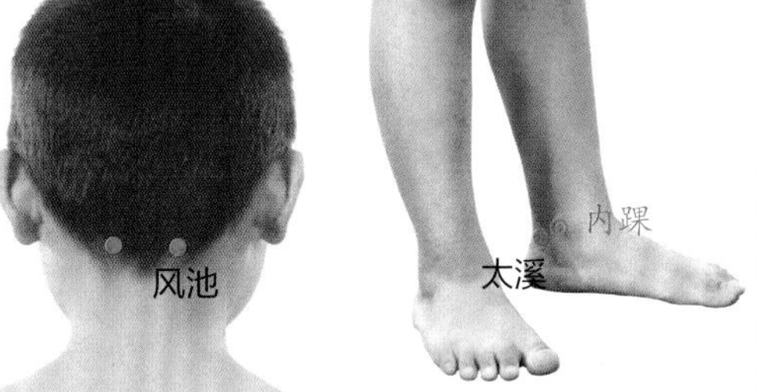

经典配穴

翳风：耳垂后，当乳突与下颌骨之间凹陷处。
太溪：足内踝尖与跟腱之间的凹陷处。
风池：颈后枕骨下大筋外侧凹陷中。
肾俞：第2腰椎棘突下，旁开1.5寸。

按摩操作

按翳风：用指端按，按100次。
按揉太溪：用食指指端按揉双侧穴位，按揉150次。
揉风池：用食指指端揉，揉100次。
揉肾俞：用两拇指指端揉两侧穴位，揉100次。

16 鼻出血

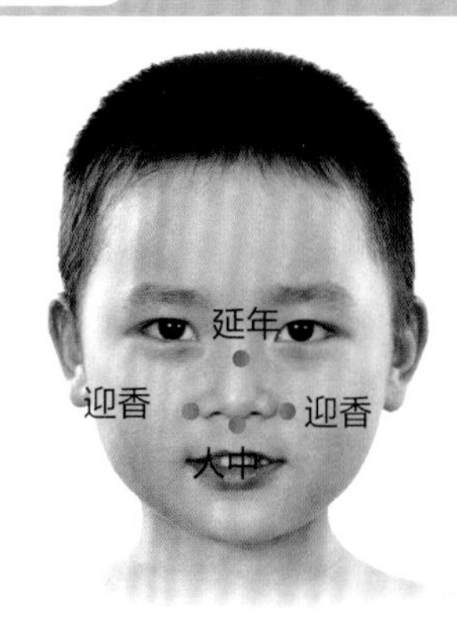

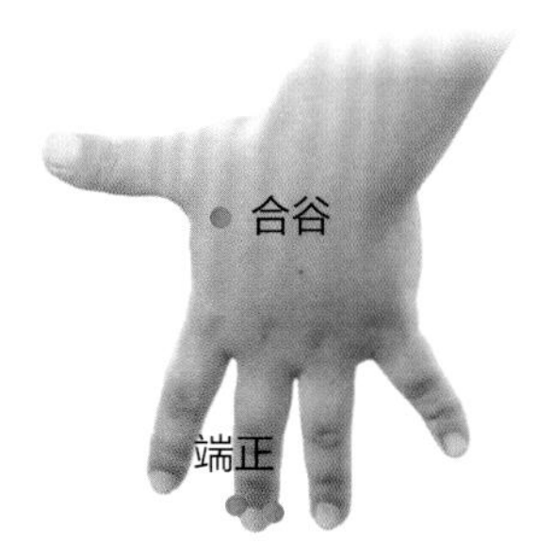

经典配穴

端正：中指甲根两侧赤白肉际处。桡侧称左端正，尺侧称右端正。

人中：人中沟上 1/3 与下 2/3 交界处。

延年：位于鼻梁骨高耸处，在山根穴与准头穴之间。

迎香：鼻翼旁 0.5 寸，鼻唇沟中。

合谷：手背第 1、2 掌骨之间，约平第 2 掌骨中点处。

按摩操作

掐端正：用拇指指甲掐，掐 10 次。

掐人中：用拇指指甲掐，掐 5 次。

掐延年：用拇指指甲掐，掐 5 次。

按揉迎香：用食指、中指两指或两拇指指端按揉两侧穴位，揉 50 次。

揉合谷：用拇指指腹揉，揉 30 次。

17 牙痛

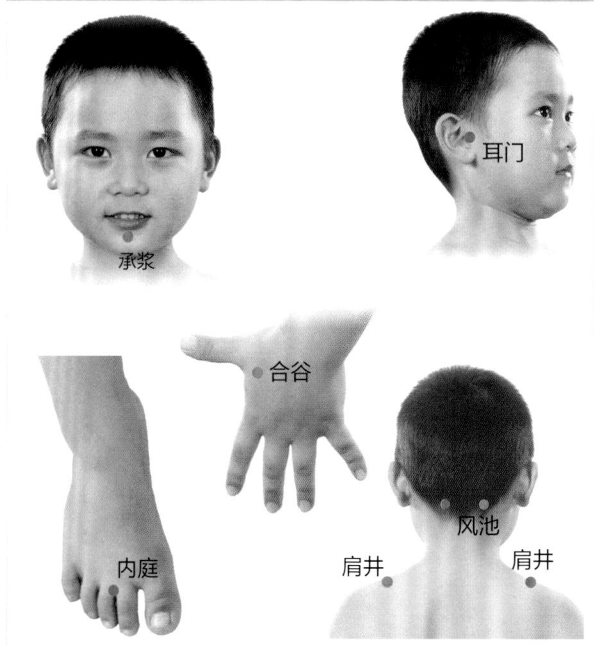

经典配穴

承浆：颏唇沟的正中凹陷处。

耳门：耳屏上切迹之前方，张口凹陷处。

风池：颈后枕骨下大筋外侧凹陷中。

合谷：手背第 1、2 掌骨之间，约平第 2 掌骨中点处。

内庭：足背，第 2、3 趾间，趾蹼缘后方赤白肉际处。

肩井：大椎与肩峰最高点连线的中点处。

按摩操作

点揉承浆：用食指指端揉，揉 200 次。

揉耳门：用食指指端揉，揉 200 次。

揉风池：用食指指端揉，揉 200 次。

按揉合谷：用拇指指腹揉，揉 100 次。

揉内庭穴：用食指指端揉，揉 100 次。

提拿肩井：小儿取坐位，按摩者用拇指与食指、中指两指对称用力提拿本穴，提拿 5 次。

18 口疮

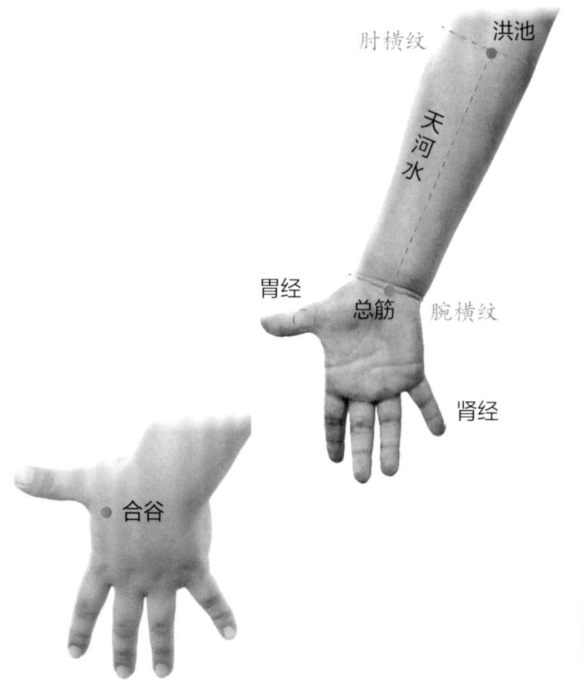

经典配穴

胃经：拇指掌面近掌端第 1 节处，或大鱼际外侧，赤白肉际处。

天河水：前臂掌侧正中，自腕横纹中点至肘横纹中点（即总筋至洪池）呈一直线。

肾经：小指末节指腹。

合谷：在手背，第 1、2 掌骨间，第 2 掌骨桡侧的中点处。

按摩操作

清胃经：自掌根（掌指横纹）向指根（指横纹）方向直推 200 次。

清天河水：用食指、中指两指自腕横纹向上推至肘横纹处，推 200 次。

补肾经：以指尖推向指根方向，推 300 次。

揉合谷：用拇指指腹揉，揉 3 分钟。

19 水痘

经典配穴

肺经： 无名指末节指腹。

胃经： 拇指掌面近掌端第1节处，或大鱼际外侧，赤白肉际处。

内劳宫： 掌心，握拳时中指、无名指指端中点所在处。

曲池： 在肘横纹外侧端凹陷中。

脾俞： 第11胸椎棘突下，旁开1.5寸处。

肺俞： 第3胸椎棘突下，旁开1.5寸处。

按摩操作

清肺经： 从无名指末节指纹向指尖方向推，推200次。

清胃经： 自掌根（掌指横纹）向指根（指横纹）方向直推200次。

揉内劳宫： 用中指指端揉，揉30次。

按揉曲池： 用拇指或中指指端揉，揉50次。

按揉脾俞： 用两手拇指指腹或一手的食指和中指指端按揉，按揉100次。

揉肺俞： 用两手拇指或食指指腹揉，揉100次。

20 麻疹

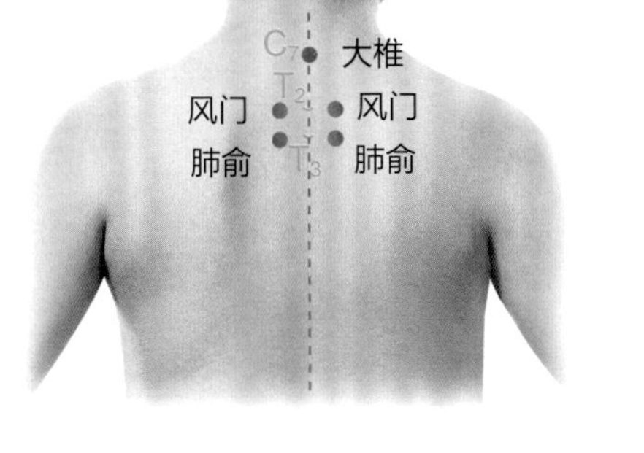

经典配穴

太阳： 眉梢与眼外角连线的中点。

风门： 第2胸椎棘突下旁开1.5寸处。

肺俞： 第3胸椎棘突下，旁开1.5寸处。

大椎： 第7颈椎棘突下。

按摩操作

揉太阳： 用拇指或食指指腹揉，两侧各揉50次。

擦风门： 用掌根擦两侧穴位，以透热为度。

按揉肺俞： 用两手拇指或食指指腹揉，揉100次。

揉大椎： 用中指指端揉，揉100次。

另外，从上向下分推两旁肩胛骨内侧缘100次。

21 湿疹

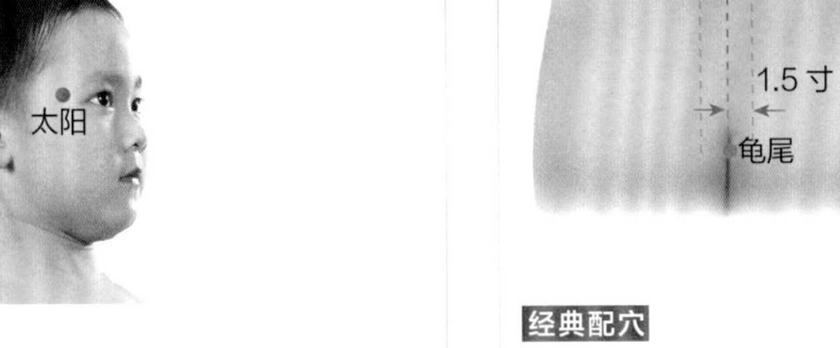
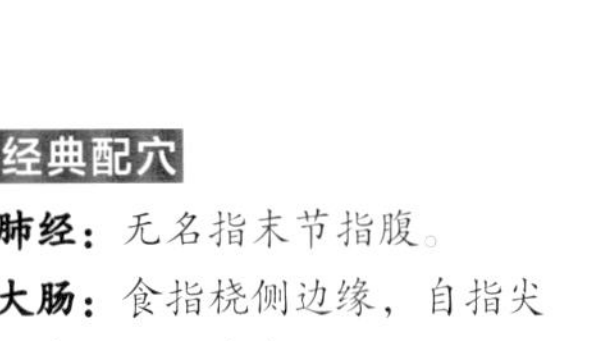

经典配穴

肺经： 无名指末节指腹。

大肠： 食指桡侧边缘，自指尖至虎口呈一直线。

曲池： 在肘横纹外侧端凹陷中。

足三里： 膝盖外侧凹陷直下3寸，胫骨旁1寸处。

膀胱经线： 脊柱旁开1.5寸，自肺俞开始至尾骨端止。

按摩操作

清肺经： 从无名指末节指纹向指尖方向推，推300次。

清大肠经： 从食指桡侧指根推向指尖，推100次。

按揉曲池： 用拇指或者中指指端揉，揉100次。

按揉足三里： 用拇指指腹揉，揉100次。

按揉背部膀胱经线： 用食指、中指两指自上而下揉，操作30次。

22 荨麻疹

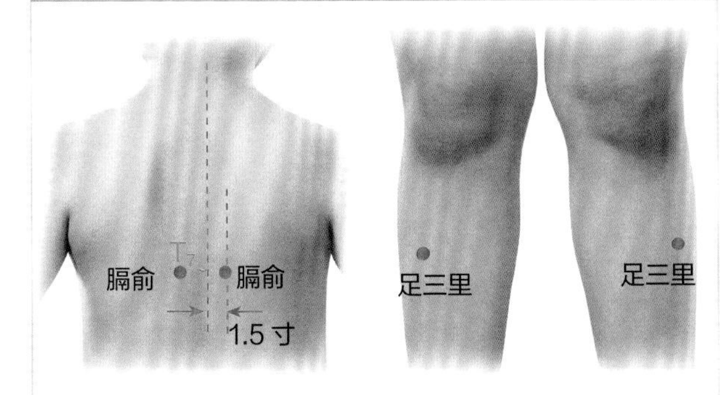

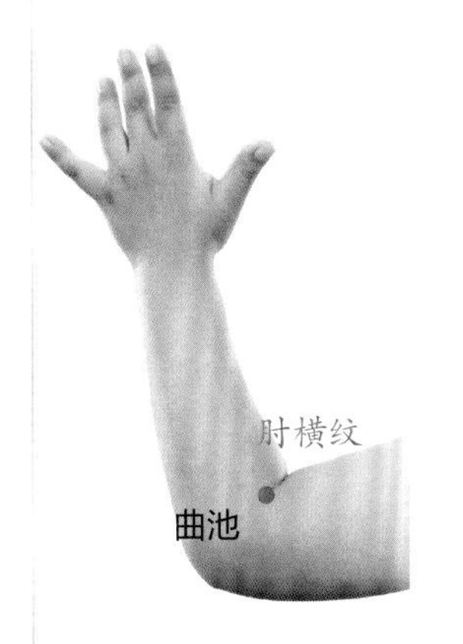

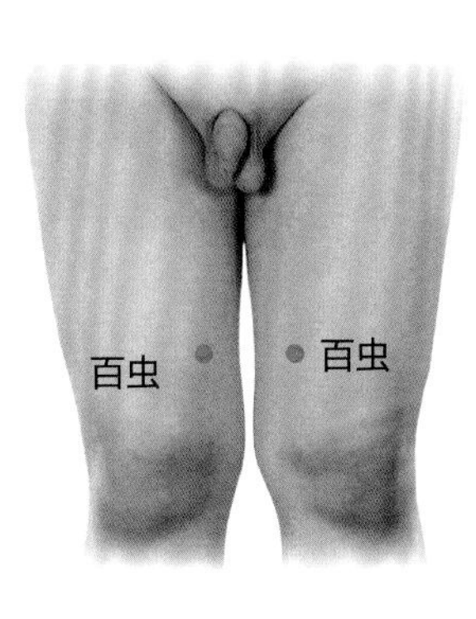

经典配穴

百虫：膝上内侧肌肉丰厚处。

足三里：膝盖外侧凹陷直下3寸，胫骨旁1寸处。

膈俞：第7胸椎棘突下，旁开1.5寸处。

曲池：在肘横纹外侧端凹陷中。

按摩操作

捏拿百虫：用拇指和食指、中指两指指腹捏拿，两侧各拿5次。

按揉足三里：用拇指指腹揉，两侧各揉50次。

按揉膈俞：用指端按揉，按揉10次。

按揉曲池：用拇指或者中指指端揉，两侧各揉100次。

23 暑热证（夏季热）

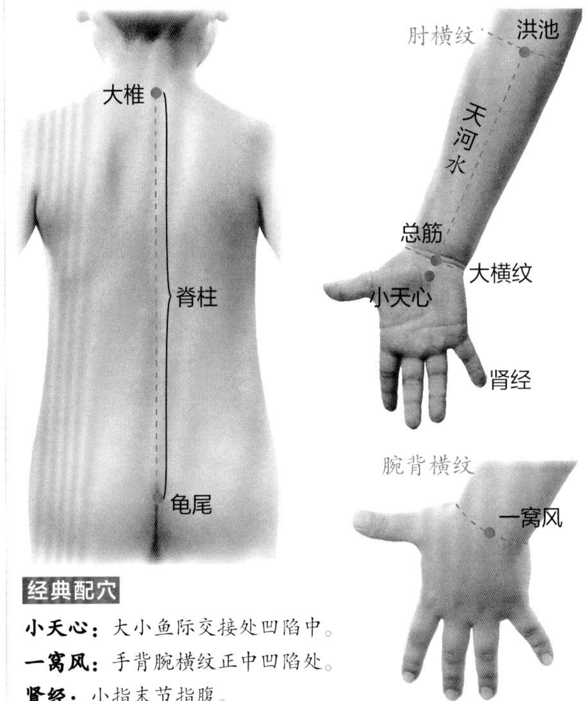

经典配穴

小天心：大小鱼际交接处凹陷中。

一窝风：手背腕横纹正中凹陷处。

肾经：小指末节指腹。

天河水：前臂掌侧正中，自腕横纹中点至肘横纹中点呈一直线。

大横纹：仰掌，掌后横纹，近拇指端称阳池，近小指端称阴池。

脊柱：大椎至尾骨端呈一直线。

按摩操作

揉小天心：用拇指指腹揉，揉100次。

揉一窝风：用拇指或中指指端揉，揉200次。

补肾经：旋推或自指根直推至指尖，推300次。

清天河水：用食指、中指两指自腕横纹向上推至肘横纹处，推300次。

分阴阳：由小儿腕掌部中点向两侧分推，推300次。

捏脊：小儿俯卧，按摩者用双手拇指、食指自小儿腰骶部开始把皮肤捏起，自下而上捏提至大椎穴处。捏3~5遍，以脊柱两侧皮肤微有潮红为有效。

24 痄腮（流行性腮腺炎）

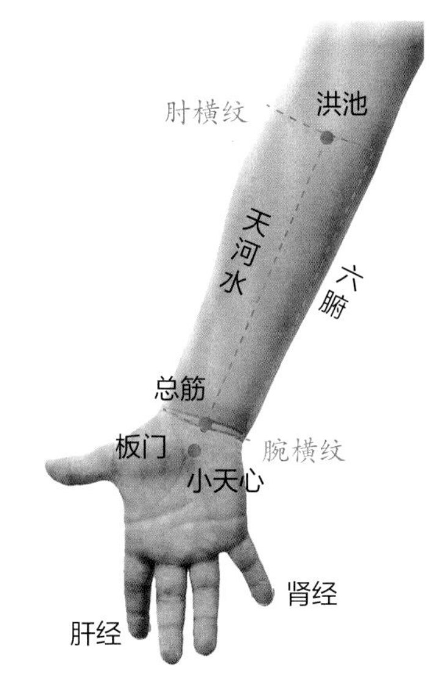

经典配穴

天河水：前臂掌侧正中，自腕横纹中点至肘横纹中点呈一直线。

肾经：小指末节指腹。

六腑：前臂尺侧，从肘横纹至腕横纹呈一直线。

肝经：食指末节指腹。

板门：手掌大鱼际处。

小天心：大小鱼际交接处凹陷中。

按摩操作

清天河水：用食指、中指两指自腕横纹向上推至肘横纹处，推200次。

补肾经：旋推或自指根直推至指尖，推100次。

退六腑：用拇指指面或食指、中指指面自肘横纹向腕横纹直推，推300次。

清肝经：以指根向指尖方向推，推100次。

揉板门：用指端揉大鱼际，揉100次。

揉小天心：用拇指指腹揉，揉300次。

25 肌性斜颈

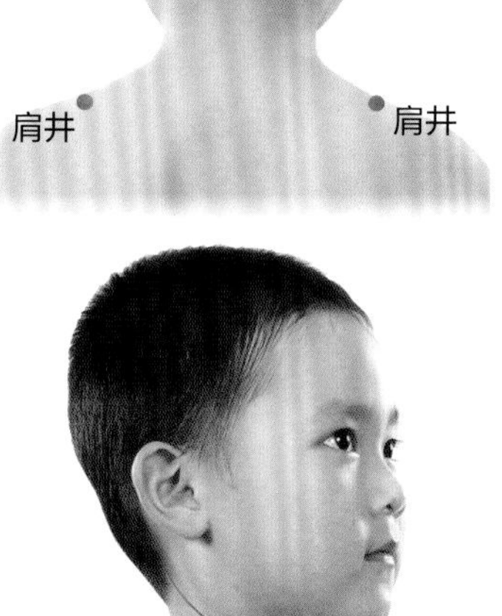

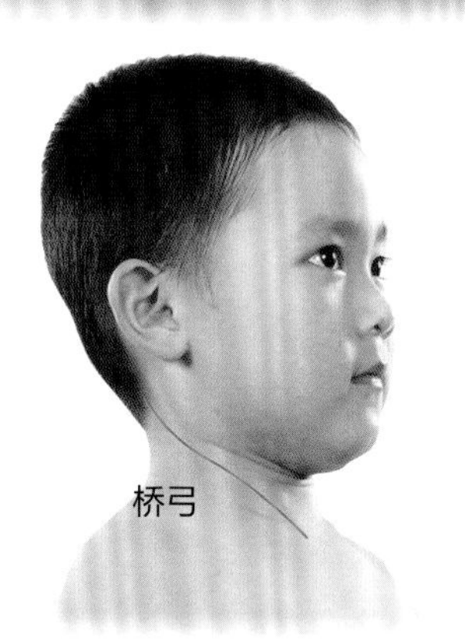

经典配穴

桥弓：在颈部两侧，沿胸锁乳突肌呈一直线。

肩井：大椎与肩峰最高点连线的中点处。

按摩操作

拿桥弓：用一手拇指、食指自上而下拿，操作5分钟。拿桥弓时手法轻重要适当，部位要准确，不可捏拿颈总动脉。

拿肩井： 小儿取坐位，按摩者一手扶住小儿有肿块的一侧肩部，另一手按住头顶，使小儿头慢慢向无肿块的一侧倾斜，用拇指与食指、中指两指对称用力轻拿肩井3～5分钟，反复操作5～7次。（注意：手法宜由轻到重，幅度由小到大，不可超出生理范围。）

26 踝关节扭伤

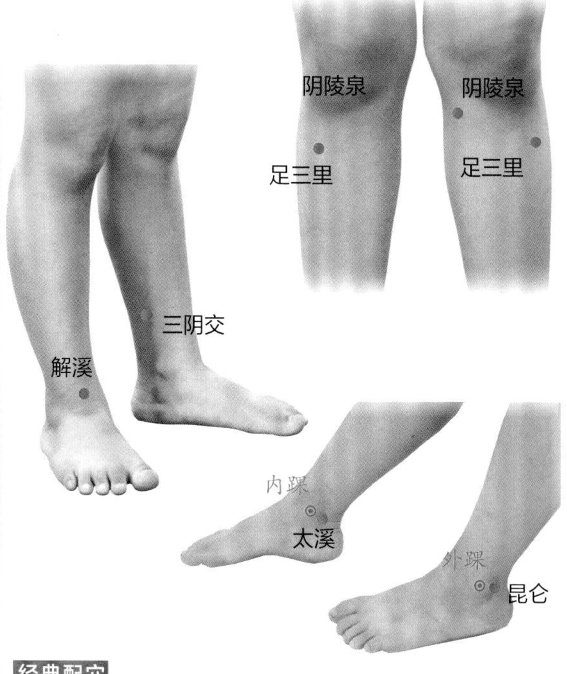

经典配穴

阴陵泉：小腿内侧，胫骨内侧髁后下方凹陷处。

足三里：膝盖外侧凹陷直下3寸，胫骨旁1寸处。

三阴交：小腿内侧，足内踝尖上3寸，胫骨内侧缘后方。

昆仑：外踝尖与跟腱的中点凹陷处。

太溪：足内踝尖与跟腱之间的凹陷处。

解溪：踝关节前横纹中点，两筋之间凹陷处。

按摩操作

按揉阴陵泉：用食指或拇指指腹揉，按揉50次。

按揉足三里：用拇指指端按揉，按揉50次。

按揉三阴交：用拇指指端按揉，按揉50次。

按揉昆仑：用指端按揉，揉30次。

按揉太溪：用指端按揉，揉30次。

掐解溪：用拇指指甲掐，掐5次。

27 多动症（注意缺陷障碍）

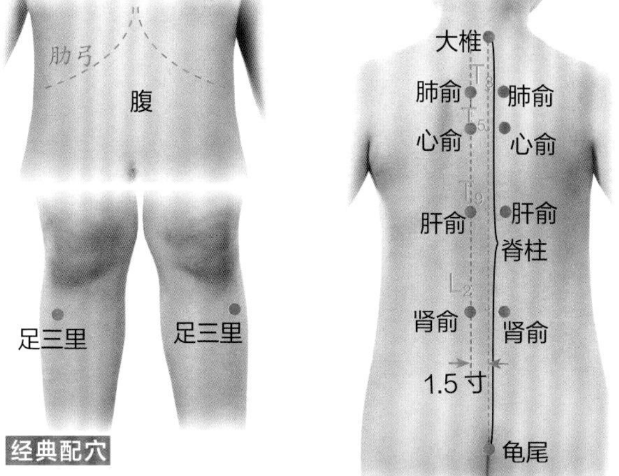

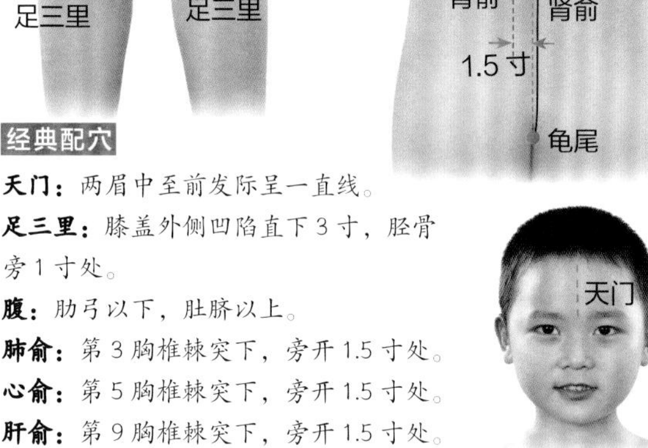

经典配穴

天门：两眉中至前发际呈一直线。

足三里：膝盖外侧凹陷直下3寸，胫骨旁1寸处。

腹：肋弓以下，肚脐以上。

肺俞：第3胸椎棘突下，旁开1.5寸处。

心俞：第5胸椎棘突下，旁开1.5寸处。

肝俞：第9胸椎棘突下，旁开1.5寸处。

肾俞：第2腰椎棘突下，旁开1.5寸处。

脊柱：大椎穴至尾骨端呈一直线。

按摩操作

开天门：两拇指自下而上地交替直推，推100次。

按揉足三里：用拇指指端按揉，按揉5分钟。

摩腹：小儿仰卧，按摩者以全掌或食指、中指、无名指指腹摩上腹部，按顺时针、逆时针方向摩腹各100次。

揉肺俞：用两手拇指或食指指腹揉，揉50次。

揉心俞：用两手拇指或食指指腹揉，揉50次。

揉肝俞：用两手拇指或食指指腹揉，揉50次。

揉肾俞：用两拇指端揉两侧穴位，揉50次。

捏脊：小儿俯卧，按摩者用双手拇指、食指自小儿腰骶部开始把皮肤捏起，自下而上捏提至大椎穴处，捏5遍，以脊柱两侧皮肤微有潮红为有效。

28 流口水（流涎）

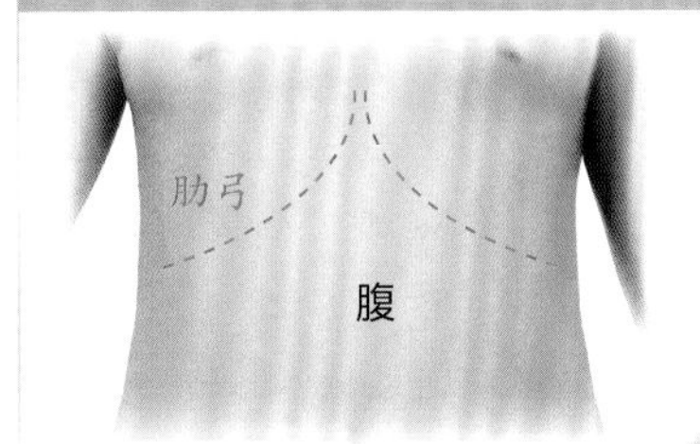

经典配穴

脾经：拇指末节指腹。
板门：手掌大鱼际处。
四横纹：掌面食指至小指，第 2 指间关节横纹处。
腹：肋弓以下，肚脐以上。

按摩操作

补脾经：从拇指指尖向指根方向直推，推 200 次。
揉板门：用指端揉大鱼际，揉 300 次。
掐揉四横纹：用拇指指甲依次掐揉，掐揉 100 次。
摩腹：小儿仰卧，按摩者以全掌或食指、中指、无名指指腹摩上腹部，摩 5 分钟。

29 夜啼

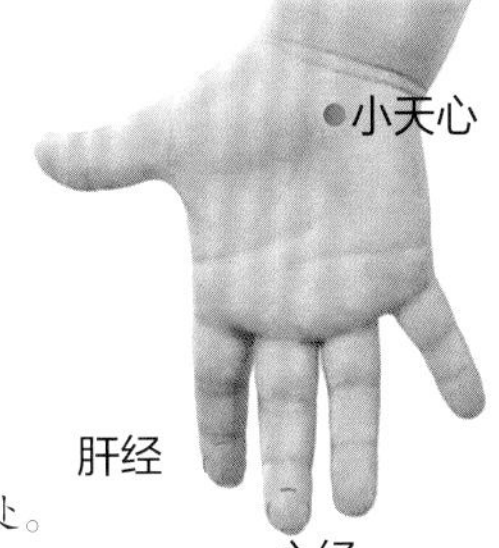

经典配穴

肝经：食指末节指腹。
心经：中指末节指腹。
小天心：大小鱼际交接处凹陷处。

按摩操作

清肝经：以指根向指尖方向推，推 100 次。
清心经：以指根向指尖方向推，推 100 次。
揉小天心：用拇指指腹揉，揉 5 次。

30 尿床（遗尿）

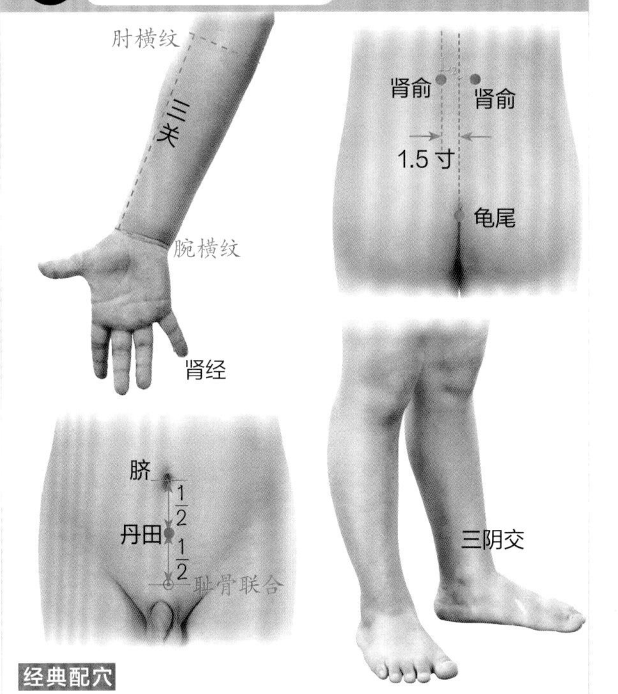

经典配穴

肾经：小指末节指腹。
三关：前臂桡侧，腕横纹至肘横纹呈一直线。
三阴交：小腿内侧，足内踝尖上 3 寸，胫骨内侧缘后方。
丹田：脐下 2 寸与 3 寸之间。
肾俞：第 2 腰椎棘突下，旁开 1.5 寸处。
龟尾：尾椎骨处。

按摩操作

补肾经：旋推或自指根直推至指尖，推 200 次。
推三关：食指、中指两指并拢，用指腹面自腕横纹或拇指桡侧直推至肘横纹，两侧各推 200 次。
按揉三阴交：用拇指指端按揉，按揉 100 次。
揉丹田：用食指、中指、无名指三指揉，揉 100 次。
揉肾俞：用两拇指指端揉两侧穴位，揉 100 次。
揉龟尾：用拇指或中指指端揉，揉 100 次。

31 近视

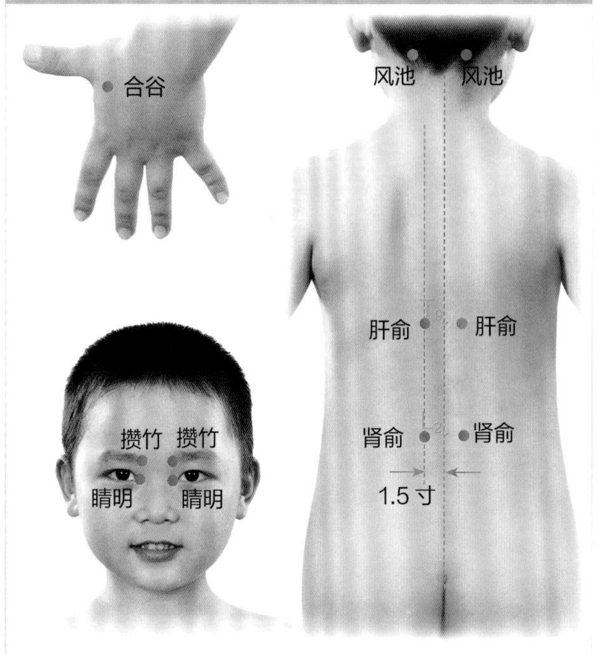

经典配穴

睛明：目内眦内上方框内侧壁凹陷中。
攒竹：眉毛内侧边缘凹陷处。
合谷：手背第 1、2 掌骨之间，约平第 2 掌骨中点处。
风池：颈后枕骨下大筋外侧凹陷中。
肾俞：第 2 腰椎棘突下，旁开 1.5 寸处。
肝俞：第 9 胸椎棘突下，旁开 1.5 寸处。

按摩操作

按揉睛明：用食指指腹按揉，按揉 100 次。
按揉攒竹：用拇指或食指指腹按揉，按揉 100 次。
按揉合谷：用拇指指腹按揉，按揉 100 次。
揉风池：按摩者站在小儿身后，以一手扶小儿头顶，另一手的拇指和其余四指相对用力，揉 100 次。
揉肾俞：用两拇指指端揉两侧穴位，揉 30 次。
揉肝俞：用两拇指指端揉两侧穴位，揉 30 次。

32 自汗、盗汗

大椎
肺俞
肺俞
脊柱
脾俞
脾俞
1.5寸
龟尾
脾经
肺经
肾顶
足三里

经典配穴

脾经： 拇指末节指腹。

肺经： 无名指掌面末节。

肾顶： 小指顶端处。

足三里： 膝盖外侧凹陷直下3寸，胫骨旁1寸处。

脊柱： 大椎至尾骨端呈一直线。

脾俞： 第11胸椎棘突下，旁开1.5寸处。

肺俞： 第3胸椎棘突下，旁开1.5寸处。

按摩操作

补脾经： 从拇指指尖向指根方向直推，推300次。

清肺经： 从无名指指尖向指根方向推，推300次。

揉肾顶： 用拇指指端揉，揉100次。

按揉足三里： 用拇指指端按揉，按揉30次。

捏脊： 小儿俯卧，按摩者用双手拇指、食指自小儿腰骶部开始把皮肤捏起，自下而上捏提至大椎穴处，捏10遍。

按揉脾俞： 用两手拇指指腹或一手的食指和中指指端按揉，按揉30次。

揉肺俞： 用两手拇指或食指指腹揉，揉30次。

33 开胃健脾

大椎
脊柱
龟尾
肋弓
腹
脾经
足三里

经典配穴

脾经： 拇指末节指腹。

足三里： 膝盖外侧凹陷直下3寸，胫骨旁1寸处。

腹： 肋弓以下，肚脐以上。

脊柱： 大椎至尾骨端呈一直线。

按摩操作

补脾经： 从拇指指尖向指根方向直推，推200次。

按揉足三里： 用拇指指端按揉，按揉100次。

摩腹： 小儿仰卧，按摩者以全掌或食指、中指、无名指指腹摩上腹部，一般摩5分钟。

捏脊： 小儿俯卧，按摩者用双手拇指、食指自小儿腰骶部开始把皮肤捏起，自下而上捏提至大椎穴处。一般捏3~5遍，以脊柱两侧皮肤微有潮红为有效。

31 宣通鼻窍

印堂
准头
迎香
风池

经典配穴

准头： 在鼻尖中央。

风池： 颈后枕骨下大筋外侧凹陷中。

迎香： 鼻翼旁0.5寸，鼻唇沟中。

印堂： 两眉内侧端连线的中点处。

按摩操作

掐准头： 按摩者一手扶小儿头部以固定，另一手以拇指或食指指甲掐，掐5下。

揉准头： 用中指指腹揉，揉20下。

揉风池： 按摩者站在小儿身后，以一手扶小儿头顶，另一手的拇指和其余四指相对用力，揉50次。

拿风池： 按摩者站在小儿身后，以一手扶小儿头顶，另一手的拇指和其余四指相对用力，一松一紧地拿捏本穴。

揉迎香： 用食指、中指两指或两拇指指端按揉两侧穴位，揉30次。

揉印堂： 用食指或拇指指端按揉两侧穴位，揉30次。

黄蜂入洞： 按摩者用一手扶小儿头部，用另一手食指、中指两指指端在小儿两鼻孔下缘揉动。

35 清肺祛痰

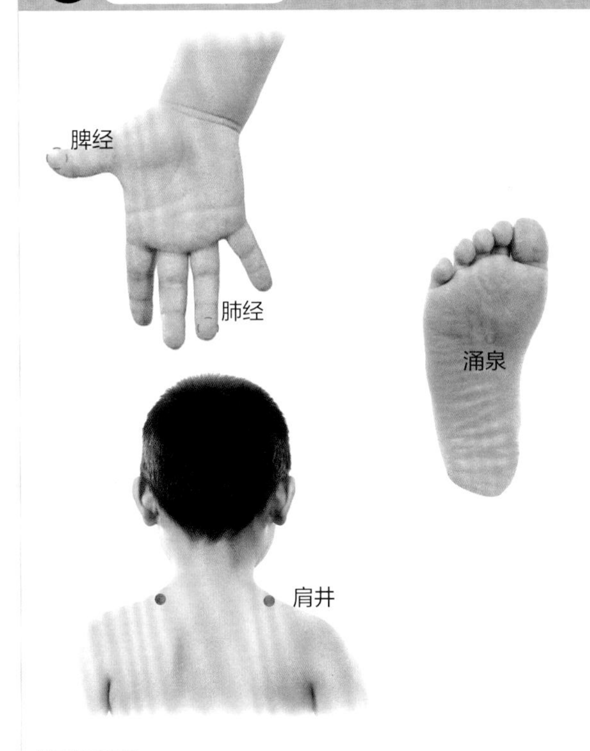

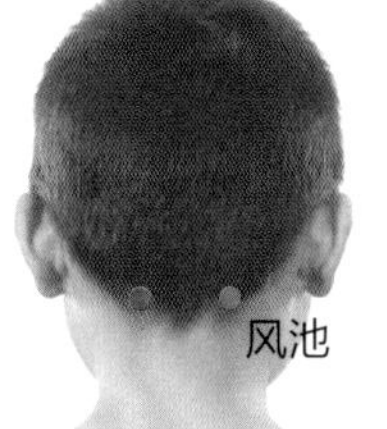

经典配穴

脾经：拇指末节指腹。
肺经：无名指掌面末节指腹。
涌泉：足掌心，屈指时呈凹陷处。
肩井：大椎与肩峰最高点连线的中点处。

按摩操作

补脾经：从拇指指尖向指根方向直推，推100次。
清肺经：从无名指末节指纹向指尖方向推，推300次。
揉涌泉：用拇指指腹按揉，以透热为度。
拿肩井：小儿取坐位，按摩者用拇指与食指、中指两指对称用力提拿本穴，拿5次。

36 通窍聪耳

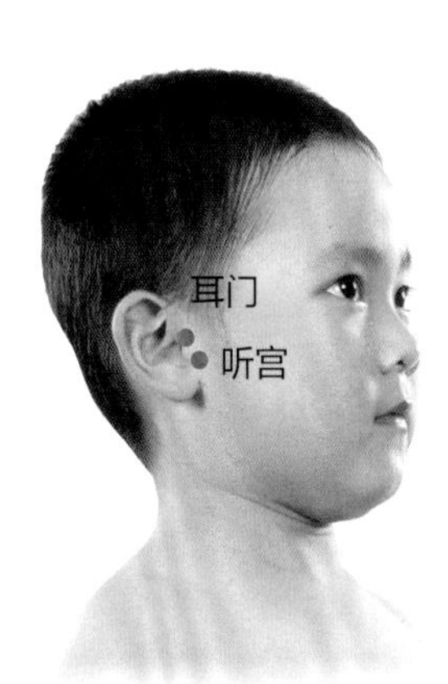

经典配穴

听宫：耳屏正中与下颌骨髁突之间的凹陷中。
耳门：耳屏上切迹前，下颌骨髁突后缘，张口凹陷处。

按摩操作

按压听宫：用食指指腹按压，按压30次。
揉耳门：用食指指腹揉，揉30次。
揉耳郭：用拇指和食指揉动耳郭，至耳郭发热。
拉耳垂：用拇指、食指捏住耳垂，向下拉动，拉30次。
摩擦双耳：用双手掌摩擦双耳，至耳朵发热。

37 清睛明目

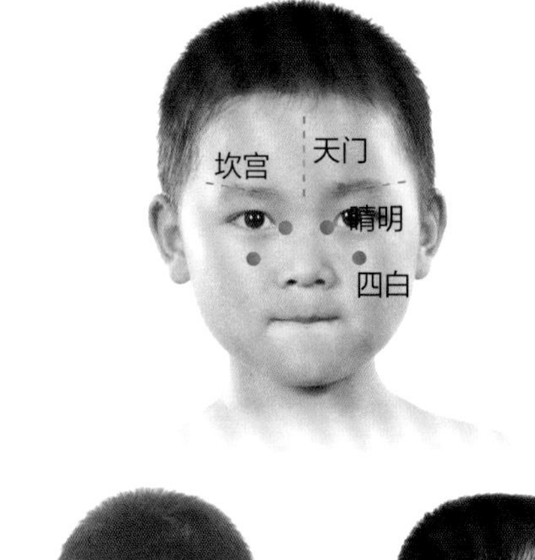

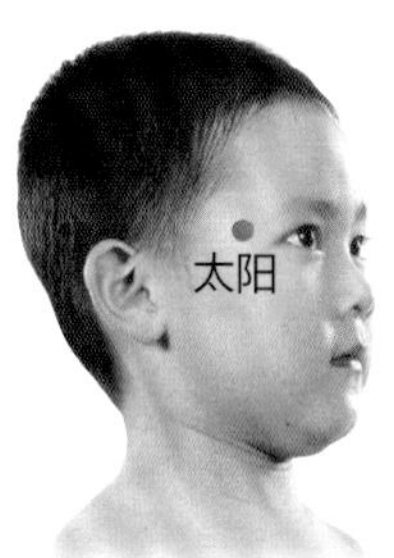

经典配穴

坎宫：从眉头起沿眉向眉梢呈一横线。
睛明：目内眦内上方框内侧壁凹陷中。
四白：瞳孔直下，眶下孔处。
太阳：眉梢与眼外角连线的中点。
风池：颈后枕骨下大筋外侧凹陷中。
天门：眉心至前发际呈一直线。

按摩操作

推坎宫：亦称分阴阳，两拇指自眉头向眉梢分推，推30次。
按睛明：用食指指腹按，按30次。
揉四白：用拇指或食指指腹揉，揉30次。
揉太阳：用拇指或食指指腹揉，两侧各揉30次。
按风池：用拇指或食指指腹按，按50次。
开天门：两拇指自下而上的交替直推，推50次。

38 益智增聪

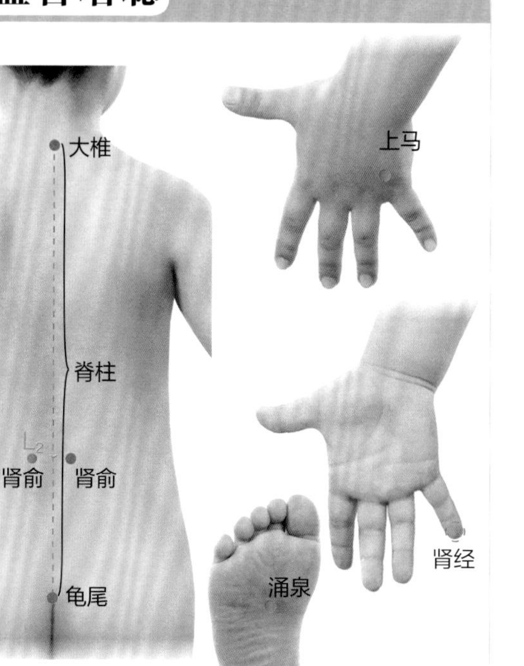

经典配穴

肾经： 小指末节指腹。

上马： 手背，无名指及小指之间，指掌关节后的凹陷中。

涌泉： 足掌心，屈指时呈凹陷处。

脊柱： 大椎至尾骨端呈一直线。

肾俞： 第 2 腰椎下旁开 1.5 寸处。

按摩操作

补肾经： 旋推或自指根直推至指尖，推 100 次。

揉上马： 用手指指腹揉，揉 100 次。

揉涌泉： 用拇指指腹按揉，以透热为度。

捏脊： 小儿俯卧，按摩者用双手拇指、食指自小儿腰骶部开始把皮肤捏起，自下而上捏提至大椎穴处。捏 3~5 遍，以脊柱两侧皮肤微有潮红为有效。

揉肾俞： 用两拇指端揉两侧穴位，揉 50 次。

39 壮骨增高

经典配穴

脾经： 拇指末节指腹。

肾经： 小指末节指腹。

足三里： 膝盖外侧凹陷直下 3 寸，胫骨旁 1 寸处。

涌泉： 足掌心，屈指时呈凹陷处。

脊柱： 大椎至尾骨端呈一直线。

命门： 第 2 腰椎棘突下。

按摩操作

补脾经： 从拇指指尖向指根方向直推，推 100 次。

补肾经： 旋推或自指根直推至指尖，推 100 次。

按揉足三里： 用拇指指端按揉，按揉 100 次。

按揉涌泉： 用拇指指腹按揉，以酸胀、透热为度。

捏脊： 小儿俯卧，按摩者用双手拇指、食指自小儿腰骶部开始把皮肤捏起，自下而上捏提至大椎穴处。捏 3~5 遍，以脊柱两侧皮肤微有潮红为有效。

揉命门： 用拇指或者食指指腹揉，揉 50 次。

40 保健强身

经典配穴

脾经： 拇指末节指腹。

腹： 肋弓以下，肚脐以上。

足三里： 膝盖外侧凹陷直下 3 寸，胫骨旁 1 寸处。

脊柱： 大椎至尾骨端呈一直线。

按摩操作

补脾经： 从拇指指尖向指根方向直推，推 100 次。

摩腹： 小儿仰卧，按摩者以全掌或食指、中指、无名指指腹摩上腹部，一般摩 5 分钟。

按揉足三里： 用拇指指端按揉，按揉 200 次。

捏脊： 小儿俯卧，按摩者用双手拇指、食指自小儿腰骶部开始把皮肤捏起，自下而上捏提至大椎穴处。捏 3~5 遍，以脊柱两侧皮肤微有潮红为有效。